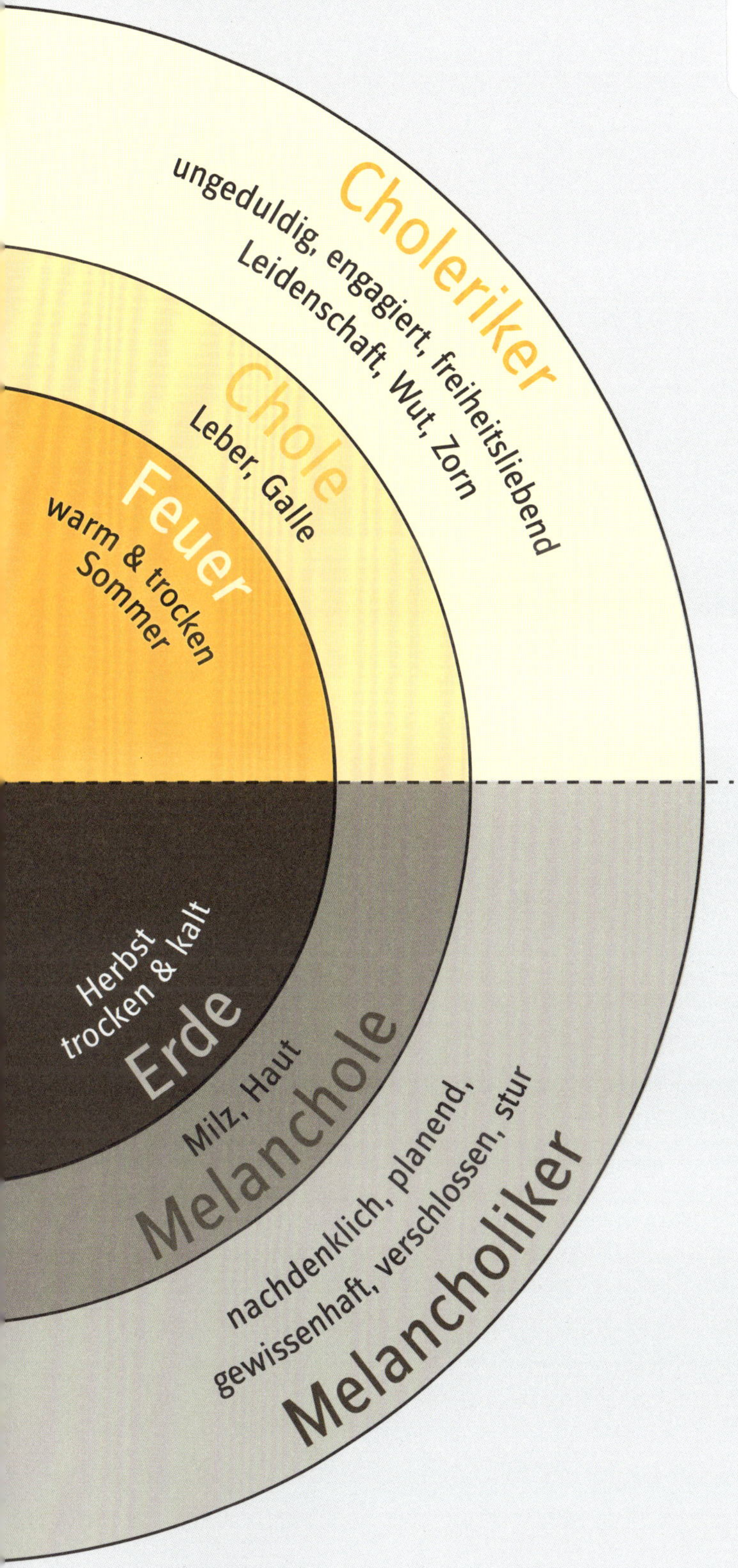

Choleriker
ungeduldig, engagiert, freiheitsliebend
Leidenschaft, Wut, Zorn
Chole
Leber, Galle
Feuer
warm & trocken
Sommer
Herbst
trocken & kalt
Erde
Milz, Haut
Melanchole
nachdenklich, planend,
gewissenhaft, verschlossen, stur
Melancholiker

Humoralmedizin – Grundlagen und Einsatz

Ein kompaktes Lehr- und Arbeitsbuch

Patrick Seiz · Thomas Moser

ML VERLAG

Wichtiger Hinweis:
Die Autoren haben große Sorgfalt auf die (therapeutischen) Angaben, insbesondere Konzentrationen, Dosierungen, Indikationen und Warnhinweise, verwendet. Dennoch entbindet dies den Anwender dieses Werkes nicht von der eigenen Verantwortung. Weder die Autoren noch der Verlag können für eventuelle Nachteile und Schäden eine Haftung übernehmen, die aus den im Buch gemachten Hinweisen resultieren.

Gender-Hinweis:
Aus Gründen der besseren Lesbarkeit wird auf eine geschlechtsspezifische Differenzierung verzichtet. Entsprechende Begriffe gelten im Sinne der Gleichbehandlung grundsätzlich für alle Geschlechter. Die verkürzte Sprachform beinhaltet keine Wertung.

3. Auflage 2021

Lektorat: Martina Schramm, Prinz 5 GmbH, Augsburg
Druck: Generál Nyomda Kft., H-6727 Szeged

Titelbild: © Giorgio Clementi; © mirpic; © night_cat; © Jose Ignacio Soto – stock.adobe.com

www.ml-buchverlag.de

ISBN (Buch): 978-3-947566-46-4
ISBN (E-Book/PDF): 978-3-947566-47-1

Inhaltsverzeichnis

Danksagung

Bei der Entwicklung dieses Skripts konnten wir uns jederzeit über viel Wohlwollen, Verständnis und Hilfe in und aus unserem Umfeld freuen. Besonders unseren Familien danken wir für die Unterstützung und das Verständnis während dieser Zeit.

Wir sind sehr froh, in Urs Gruber und Arnold Mayer zwei Menschen in unserer Nähe gehabt zu haben, die kompetent und unkompliziert ihr Wissen und ihre Ansichten mit uns geteilt haben. Wir bedanken uns auch bei den Kolleginnen und Kollegen, die unser Manuskript gelesen und uns wertvolles Feedback gegeben haben. Speziell erwähnen wir Eva Ferrari, Arthuro Strebel, Didi Kümmerlen, Gabriella Ronchi und Mäck Wildiesen – vielen Dank!

Unseren Diplomarbeit-Betreuern Urs Gruber und Jürg Hess danken wir für die gute, unkomplizierte und inspirierende Unterstützung – Danke.

Patrick Seiz & Thomas Moser

Vorwort

Alles beruht auf dem Mischverhältnis der Humores, die Gesundheit (richtige Mischung der Säfte = Eukrasie) wie auch die Krankheit (Fehlmischung der Säfte = Dyskrasie).

Die Humoralmedizin beschäftigt sich mit den vier universalen Elementen Wasser, Feuer, Erde und Luft und den von ihnen abgeleiteten Säften oder Humores. In ihrem Medizinmodell bedeutet „Krankheit", dass ein Ungleichgewicht von Säften, also eine sogenannte Dyskrasie, besteht. Deshalb ist das Ziel der Humoralmedizin, das Gleichgewicht der Säfte (Eukrasie) im Körper des Patienten wiederherzustellen oder zu erhalten. Dabei ist die Erkenntnis grundlegend, dass jeder Mensch seine eigene, individuell „richtige" Mischung, sein eigenes Temperament, besitzt.

Obwohl die Humoralmedizin der wahrscheinlich bestüberlieferte und wichtigste Teil der Traditionellen Europäischen Medizin (TEM) ist, sind ihre Inhalte hierzulande eher unbekannt.

„Humoralmedizin" bedeutet die Medizin der Säfte. Sie betrachtet nicht, wie in der Schulmedizin, einzelne Organ- oder Zellstrukturen und deren „krankhafte" Veränderungen, sondern orientiert sich an den Funktionen der Organe. Auch die Zusammenhänge zwischen den Organen, Stoffwechselprozessen und ihren Störungen sind Teil der Betrachtungen. Als Vater der Humoralmedizin gilt Hippokrates und somit das Griechenland des vierten Jahrhunderts vor Christus als Wiege der Humoralmedizin. In ihrer 2.300-jährigen Geschichte prägten zahlreiche Hochkulturen die Humoralmedizin, von den Griechen über die Römer bis zu Arabern und Mauren. Hippokrates griff die Ansicht der vier Elemente Wasser, Luft, Feuer und Erde auf und übertrug sie auf den Menschen. So prägte er die vier Säfte Sanguis (Blut), Phlegma (Schleim), Melanchole (Schwarzgalle) und Chole (Gelbgalle). Sie sind nicht als natürlich vorkommende Säfte im menschlichen Körper zu verstehen, sondern als theoretische Prinzipien der Humoralmedizin.

Eine Charakteristik der Humoralmedizin ist es, den ganzen Körper als Einheit und nicht etwa einzelne Symptome oder Organe isoliert zu behandeln. Dieser Denkansatz steht konträr zur heutigen Schulmedizin. Aus unserer Sicht ist es daher eine große Chance der Humoralmedizin, in der Medizin ein Feld abzudecken, das mehr und mehr verloren geht.

Damit die Vier-Elemente-Lehre ihren Platz in einer modernen integrativen Medizin erhalten kann, sollen sich interessierte Menschen einfach und unkompliziert über die Inhalte informieren können. Aus diesem Bedarf heraus ist „Humoralmedizin – Grundlagen und Einsatz" entstanden. Es umfasst Grundwissen der Humoralmedizin, das verständlich und anschaulich dargestellt ist. Wir richten uns damit an alle, die den ersten Kontakt mit dem

Kosmos der Humoralmedizin anstreben und etwas über die älteste europäische Naturheilkunde erfahren wollen – egal ob Mediziner, Heilpraktiker oder medizinische Laien. Es kann als Grundlage für autodidaktisches Lernen ebenso dienen wie als Unterrichtsskript.

Nach der Lektüre dieses Buches verstehen Sie die Grundzüge der Vier-Elemente-Lehre, ihre Herkunft und Wirkungsweise. Trotzdem kann ein Werk dieses Umfangs nicht mehr als eine Einführung in die Thematik bieten. Allen, denen wir Lust auf mehr machen können, schlagen wir am Ende des Buches eine kleine Auswahl an Titeln vor, deren Lektüre uns sinnvoll erscheint.

Übrigens: Nach jedem Kapitel finden Sie Selbsttests mit Fragen zum Kapitelinhalt. Wir laden Sie mit diesen Denkanstößen ein, Ihr Verständnis und Gedächtnis zu testen, und hoffen so, humorales Denken in den Ansätzen zu fördern. Wo nötig, bieten wir im Anhang Lösungsvorschläge zu den Tests.

Wir wünschen unseren Lesern viel Spaß beim Entdecken der Humoralmedizin.

Die Autoren

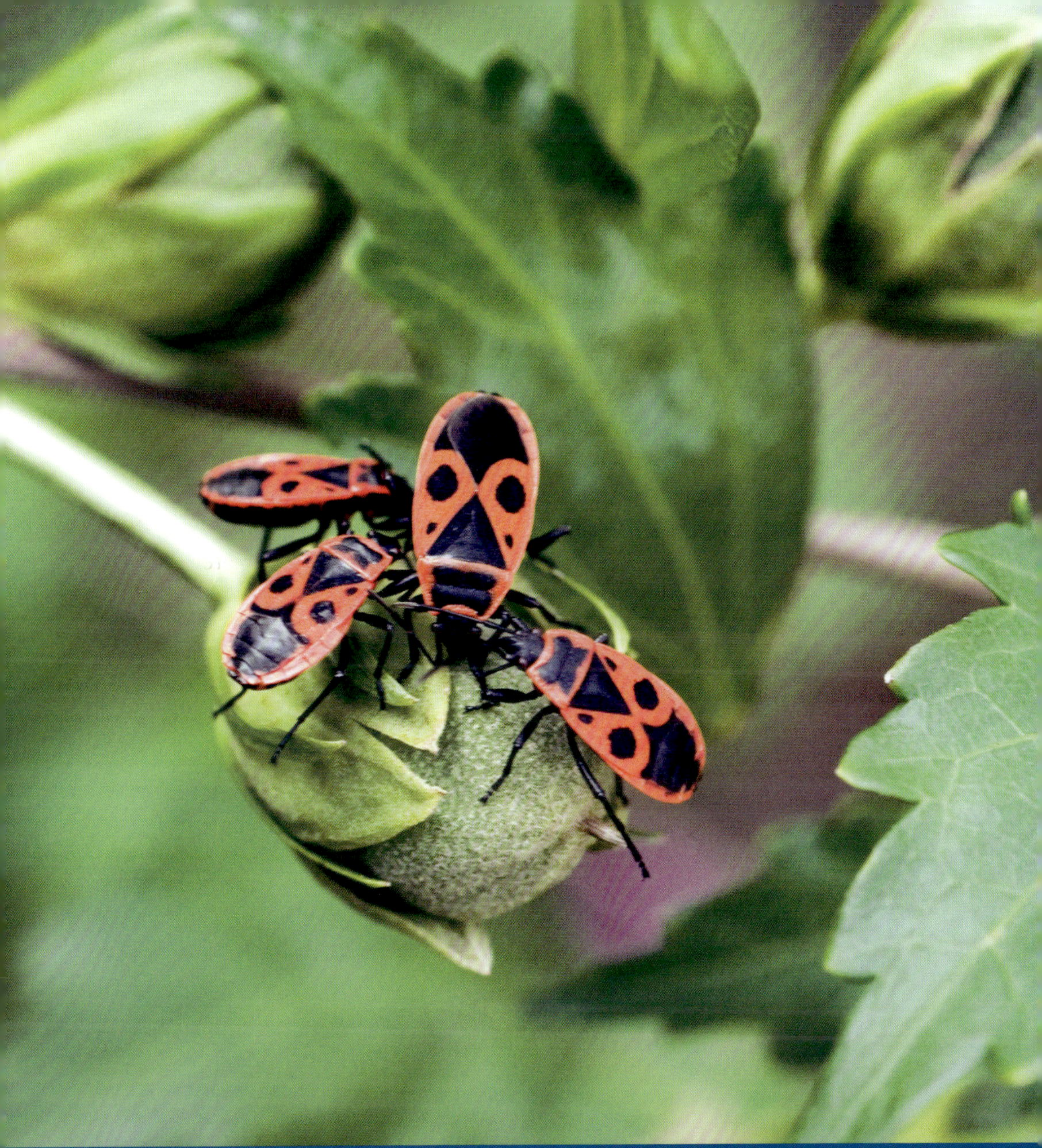

1. Entstehung der Vier-Elemente-Lehre

Entstehungsgeschichte

Die Lehre von den vier Elementen hat sich über viele Jahrhunderte und unter Einfluss zahlreicher Gelehrter zu dem entwickelt, was sie heute ist. Ein kurzer Streifzug durch die Entstehungsgeschichte stellt die wichtigsten Wegbereiter vor. Auch einige wissenschaftliche oder medizinische Ansichten, die uns heute zum Schmunzeln bringen, haben ihre Wurzel in der langen Entstehungsgeschichte dieser Heilkunde.

Antike

Erste geschriebene Texte der griechischen Medizin sind ab dem fünften Jahrhundert v. Chr. bekannt. Welche Kenntnisse, Methoden und Anschauungen bereits vorher bestanden, können wir heute nur mehr ahnen. Die Verse in Homers „Ilias" beispielsweise enthalten bereits rund 700 v. Chr. Abschnitte über die Behandlung von (Kriegs-) Verletzungen.

Antike Heiler betrachteten Krankheiten als Gotteszeichen oder das Werk von Dämonen – dem Kranken geschickt, um sein unmoralisches oder frevlerisches Verhalten zu strafen. Epilepsie beispielsweise galt gar als heilige Krankheit. Deshalb sahen sie Gebete oder Austreibungen als wirkungsvolle Therapie.

Die griechische Medizintheorie brach mit diesen Traditionen und Annahmen. Stattdessen widmeten sich ihre Vertreter der Diagnose und Empirie. Gerade die hippokratische Medizin zelebriert dies mit zum Teil höchst spöttischen Schriften gegen die „alte" Medizin, die an göttlicher oder dämonischer Causa für Krankheiten festhielt.

Der Bruch führte zur Trennung von Religion und Medizin. Auch die Neudenker waren gläubige Menschen, die in der Medizin allerdings pragmatisch vorgingen. So beschrieben sie zum Teil erstaunlich genau den Verlauf von Krankheiten.

Dass eine solche Entwicklung möglich war, lag auch an äußeren Faktoren des antiken Griechenlands. Seine geografische Lage ermöglichte regen Handel zu Land und Wasser und damit auch Wissensaustausch zwischen den beteiligten Völkern. So war nicht nur Ware, sondern auch Wissen oder neue Technologie ein begehrtes Handelsgut. Handelspartner waren die verschiedensten Länder rund um das Mittelmeer und darüber hinaus, bis zum nahen und mittleren Osten, Indien und China.

Die Handelsrouten waren interessante und rentable Ziele für feindliche Angriffe. Dadurch veränderten sich über die Jahrhunderte die Machtgefüge häufig. Die Städte entlang von Handelsstraßen mussten dem jeweiligen Vorherrscher zwar Steuern abtreten, blieben als Stadtstaaten aber weitgehend autonom. Dank dieser Autonomie ohne straffe Staatsordnung konnten sich Gelehrte frei austauschen. Verschiedene „Schulen" im Sinne von Denkgruppierungen entstanden. Die Mitglieder dieser rein männlichen Zirkel tauschten sich aus und philosophierten, denn Medizin ohne Philosophie galt als undenkbar – ein Ansatz, der auch heute oft hilfreich wäre.

Auf dem Weg von der Gott-gelenkten zu einer natürlich-wissenschaftlichen Medizin stellte sich die Frage nach einem Grundelement, aus dem alles entsteht und das in allem ist. Dazu in einem kurzen Überblick einige Gelehrte und ihre Ansichten:
Thales

- Thales von Milet (639–544 v. Chr.) sah in der **Feuchtigkeit** das Grundelement.
- Anaximenes von Milet (570–500 v. Chr.) stellte das Element **Luft** in den Vordergrund.
- Heraklit von Ephesus (556–489 v. Chr.) beschrieb das **Feuer** als Grundelement.
- Pythagoras von Samos (etwa 575–489 v. Chr.) sah in den Zahlen mehr als nur eine quantitative Aussage. Er beschrieb die Symbolik und die Aussagen der **Zahlen**. Diese Sichtweise war mitverantwortlich für die sogenannten „kritischen Tage".
  Kritische Tage spielen in der Humoralmedizin eine wichtige Rolle beim Verlauf einer Krankheit. So verläuft eine Krankheit auf gutem Wege, wenn am vierten, siebten, elften, vierzehnten oder siebzehnten Tag die Krisis eintritt – für die Genesung muss der Patient diese wichtige Phase durchlaufen.
- Für Parmenides (515–450 v. Chr.) war die Entdeckung einer materiellen Essenz nebensächlich. Er wollte die Vorgänge im Körper verstehen und erkennen, ob und welche Gesetzmäßigkeiten für gesundheitliche Veränderungen verantwortlich sind.
- Heraklit (540–475 v. Chr.) definierte den Makrokosmos aus Feuer und Wasser mit dem Wandel als einziger Konstante.
- Demokrit (460–370 v. Chr.) sah das universelle Prinzip im Fluss der kleinsten Teile in einem luftleeren Raum.
- Empedokles (etwa 495–435) auf Sizilien vertrat die Meinung, alles bestehe aus Mischungen der vier Grundelemente Wasser, Feuer, Luft und Erde, die wiederum aus zwei in allem wirkenden Urelementen hervorgehen. Diese Position gilt als Grundstein der Vier-Elemente-Lehre.

Die großen Werke von Hippokrates, Avicenna und Galen werden häufig mit der griechischen Medizin gleichgesetzt. Schon dieser kurze Einblick in die medizinische Wissenschaft der Antike zeigt aber, dass es auch damals nicht nur „eine" Meinung gab. Die verschiedenen Ansichten entwickelten sich in zum Teil konträren Strömungen immer weiter. Die griechische Medizin hatte also mehr Quellen und Facetten, als wir heute annehmen.

Im 5. Jahrhundert vor Christus wurde die universelle Philosophie der vier Elemente auf den Menschen übertragen. Sie manifestierte sich in den vier Säften mit den entsprechenden Eigenschaften warm, kalt, feucht und trocken. Hippokrates Schriften waren prägend für diese Zeit und wurden unter anderem von Aristoteles (384–322 v. Chr.) und Galen (s. Kap. „Persönlichkeiten") bearbeitet.

Lange, bevor Galen mit seinem Werk die Medizin in Europa prägte, verbreitete Alexander der Große (356–323 v. Chr.) griechisches Gedankengut in seinem riesigen Reich. Seine Gebiete, die sich über Orient und Okzident erstreckten (siehe ▶Abb. 1.1), stellten das erste Weltreich dar. Dank der Gunst von Alexander dem Großen konnte sich griechisches Denken, griechische Philosophie und Medizin über weite Strecken verbreiten – wahrscheinlich hatte auch Aristoteles als Alexanders Berater einen Einfluss darauf. So gelangten die Schriften auch nach Persien und Mesopotamien und beeinflussten nach der römischen Herrschaft in diesem Gebiet arabische Gelehrte wie Avicenna (s. Kap. „Persönlichkeiten").

Anders als in den Bereichen der Gesetzgebung oder Staats- und Kriegsführung waren die Römer in der Medizin nicht so hoch entwickelt wie die Griechen. Die griechische Medizin verbreitete sich daher im ganzen römischen Reich, und griechische Ärzte erhielten den Status freier Sklaven. Galen schrieb in Rom als Vertreter der griechischen Medizin viele Werke und beeinflusste so die medizinischen Wissenschaften Roms. ▶Abbildung 1.2 zeigt, wie sich das römische Reich und mit ihm die griechische Medizin im Mittelmeerraum ausdehnte.

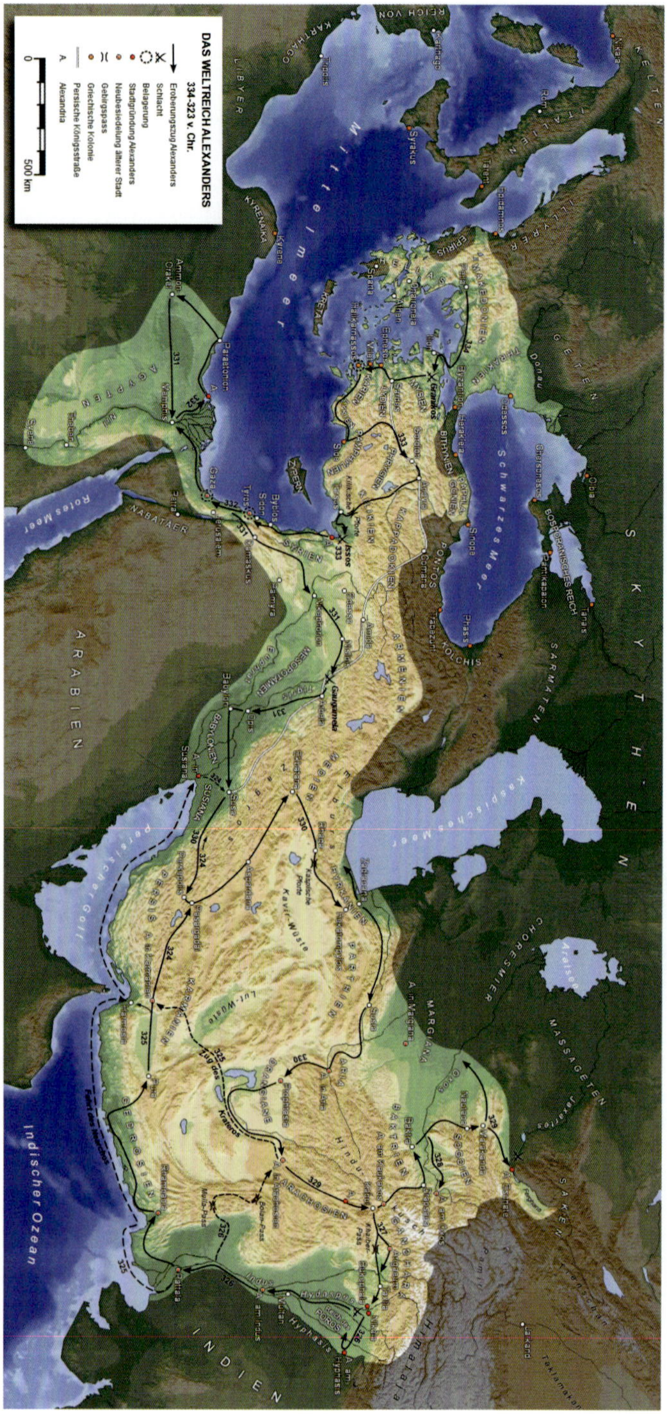

Abb. 1.1: Das Makedonische Reich um 330 v. Chr.

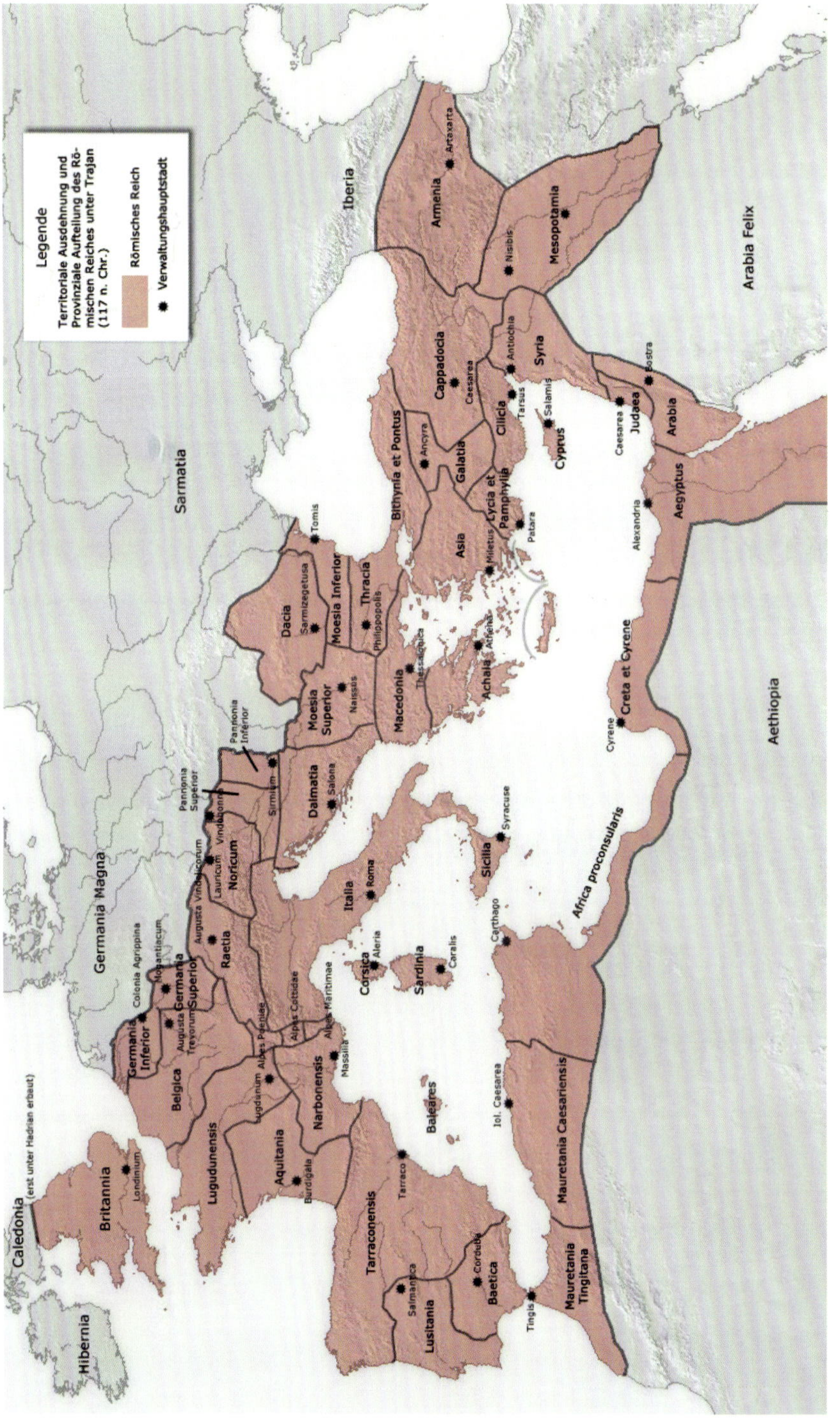

Abb. 1.2 Das römische Reich 117 n. Chr.

FJ-de – Public Domain

Mittelalter

Im Mittelalter (rund 500–1500 n. Chr.) verbreitete sich der Katholizismus in Europa. Mit ihm kam eine zunehmende Kontrolle und Einschränkung von Gelehrten. Die alten griechischen Schriften wurden in Klöstern als Orte der Bildung und Wissenschaft zwar gelesen und beeinflussten so auch die europäische Klostermedizin. Übersetzer, die die Texte in die lateinische Sprache übertrugen, veränderten und zensierten die Inhalte aber auch, um sie mit den Vorstellungen des römisch-katholischen Glaubens kompatibel zu machen. Bald war Latein die allgemeine Gelehrtensprache in Europa, und nur noch wenige Gebildete verstanden die griechischen Originaltexte. Dadurch stagnierten die medizinischen Entwicklungen – ein Zustand, der sich erst in der Renaissance änderte.

Neuerungen gab es doch – aber außerhalb Europas. Arabische Gelehrte trieben die medizinische Entwicklung voran. Medizin wurde nun nicht mehr nur in Klöstern gelehrt, sondern auch in den ersten Universitäten. Prägender Einfluss kam von Avicenna, der stark durch griechisches Wissen beeinflusst war. Sein Kanon der Medizin, der um das Jahr 1000 entstand, hielt sich über mehrere Jahrhunderte als Standardwerk in medizinischen Ausbildungszentren, nicht nur in Süd- und Mitteleuropa.

Die arabische Welt galt als Bewahrer des griechischen Erbes. Gelehrte nannten ihr medizinisches Wissen „Unani", also „griechische Medizin", und ehrten so den geistigen Ursprung ihres Wissens. Nach der Gründung des Islams förderte das Wetteifern der Kalifen in intellektuellen und künstlerischen Belangen den Austausch von Wissen der verschiedensten Quellen und Gelehrten. So trieben sie die Forschungsaktivität voran.

Angriffe der Mongolen auf den arabischen Raum im 13. Jahrhundert trieb viele Gelehrte und Mediziner in die Flucht. Sie ließen sich in allen Teilen der Erde nieder und verbreiteten so ihre Kenntnisse – auch in Asien wurde (und wird noch heute) Unani-Medizin praktiziert. Mauren und Sarazenen brachten sie auch wieder nach Europa, wo sie nun auch an die Universitäten gelangte.
Damals kursierten viele verschiedene Übersetzungen der Quelltexte. Die Übersetzer griffen in unterschiedlichem Maße in die Texte ein – zum Teil entwickelten sie den Inhalt weiter, zum Teil kürzten oder veränderten sie ihn. Sicher ist, dass durch dieses Verfahren viele verschiedene Versionen der Ur-Schriften im Umlauf waren.

Renaissance

Die Renaissance im Italien des 14. Jahrhunderts brachte eine „Wiedergeburt" in zweierlei Hinsicht. Zum einen besannen Gelehrte sich auf die Originaltexte der griechisch-römischen Antike. Zum anderen erlebte die intellektuelle, künstlerische und wissenschaftliche

Kreativität einen Aufschwung. Gutenbergs Erfindung des Buchdrucks ermöglichte eine rasche und günstige Verbreitung von Wissen – eine wahre Revolution. Die griechische Kultur mit ihren Vordenkern wie Platon, Hippokrates und Aristoteles war höchst populär, Gelehrte eiferten ihnen wie im Wettstreit nach.

Auch vor der Kirche machten die Erneuerungen keinen Halt. Martin Luther übersetzte die Bibel neu, befreite sie von strengen, katholizistischen Interpretationen und reformierte damit die christliche Religion. Die Kirche reagierte darauf mit einer immer stärkeren Inquisition und Unterdrückung anders denkender Menschen. Verfolgte waren neben Ungläubigen und „Hexen" auch Häretiker, also Gelehrte, die Wissenschaft ohne religiöse oder politische Interessen verfolgten. Eine immer größer werdende Gruppe, darunter Paracelsus, bezweifelte die Unantastbarkeit der alten und neuen „Standardwerke" und griff diese an.

Neben diesen geschichtlichen Ereignissen brachte auch die Medizinforschung neue Ergebnisse – und diese waren, etwa in der Anatomie, gar nicht mit der damaligen Auslegung der Vier-Elemente-Lehre vereinbar. Ein Meilenstein dabei ist die „Entdeckung" des Blutkreislaufs von William Harvey im 17. Jahrhundert. Diese neuen Realitäten legten den Forschungsschwerpunkt immer stärker auf Organebene und entfernten sich damit von der funktionalen Denkweise der Humoralmedizin.

Moderne

Durch den immer stärker werdenden Einfluss der modernen Physik und Chemie wächst die Differenz zwischen der wissenschaftlichen Medizin und dem alten Wissen der griechischen Humoralmedizin stetig. Im 19. Jahrhundert setzt sich die Zelltheorie durch. Sie verdrängt überlieferte Modelle – die Humoralmedizin gilt daher als veraltet und falsch.

Ausblick

Die Medizin entwickelt sich stetig weiter. Der genetische Code ist nahezu gänzlich entschlüsselt, moderne Techniken und Technologien haben die Medizin revolutioniert. Dank moderner Hilfsmittel können wir bis in die kleinsten Bestandteile des menschlichen Körpers sehen. Unter diesem Fokus übersieht die heutige Medizin mitunter das große Ganze und die Zusammenhänge von Schmerz und Krankheit. Ärzte nehmen generalisierte Nebenwirkungen in Kauf, solange es der im Moment im Fokus stehenden Zellorganelle „besser" geht oder sie zumindest keine Fehlfunktion mehr aufweist.

Die Humoralmedizin stellte zu ihrer Zeit eine Revolution dar. Wir, die Autoren, sind davon überzeugt, dass sie auch heute noch Revolutionspotential in sich trägt. Das humoralmedizinische Gedankenmodell gibt uns die Möglichkeit, den Menschen wahrzunehmen und zu behandeln – nicht nur eine einzelne Zelle oder ein einzelnes Leiden. Das große Potential liegt deshalb darin, das schulmedizinische Wissen mit dem antiken, ganzheitlichen Denken der Vier-Elemente-Lehre zu verbinden.

Was kann die Humoralmedizin und was nicht?

Die Errungenschaften der heutigen Schulmedizin sind fantastisch. Im Bereich der Chirurgie oder der Akut- und Notfallmedizin wurden Möglichkeiten eröffnet, die Leben retten oder das Leben wieder lebenswerter machen.

Bei verloren gegangenen Regulierungsabläufen innerhalb des Menschen bieten naturheilkundliche Methoden unserer Ansicht nach jedoch deutlich mehr Möglichkeiten und Chancen, das System Mensch wieder in die Selbstregulation zu bringen. Und dabei hilft es, in Funktionen zu denken, statt in Organellen.

Es existieren verschiedene Aspekte in der Humoralmedizin, die heute auf keine Art und Weise mit der schulmedizinischen Welt vereinbar sind. Zum Beispiel ist in der Säftelehre klar, dass das Lebendige mehr ist, als eine Anhäufung von physikalischen und biochemischen Vorgängen. Dementsprechend bieten sich dem Humoralmediziner auch andere Werkzeuge um Patienten zu behandeln. Hippokrates beispielsweise sah die „Diaita" als wichtiges Instrument des Arztes an. Diaita steht für Lebensführung und dazu gehört auch die Ernährung oder die Lebensrhythmik - was heute wohl hipper als „Work-Life-Balance" oder „Work-Life-Integration" betitelt würde.

Im humoralmedizinischen Verständnis steht außer Frage, dass es z. B. eine Melancholelast geben kann. Das könnte durchaus eine Bindegewebsverschlackung sein. Im heutigen Kontext der wissenschaftlichen Medizin gibt es keine Verschlackung – auch nicht, wenn das Wort „Verschlackung" nicht strengen im ursprünglichen Sinn verwendet wird. Naturheilkundliche Medizin wird auch als Erfahrungsmedizin bezeichnet. Und persönlicher Erfahrung an Patienten, welche Entschlackungskuren durchführten, zeigen anhand der Resultate klar: Es gibt Verschlackungen im Stoffwechsel.

Diese Ausführungen sollen veranschaulichen, dass verschiedene Denkmodelle durchaus nicht kompatibel sein können. Es ist nach unserer Betrachtungsweise jedoch falsch, das eine oder andere kategorisch abzulehnen. Diese hörten von Ärzten auch schon die Aussage: „Ich unterscheide nicht in Schul- oder eine andere Medizin, sondern nur in wirksam und unwirksam!" An dieser Aussage ist definitiv nichts zu deuteln. Höchstens am

Begriff „wirksam“. Wenn beispielsweise ein Mensch mit Hautproblemen starke Medikamente einnimmt, und die Hautprobleme verschwinden auf Kosten eines auftretenden Asthmas, umschreibt das nicht unsere Ansicht von „wirksam“ im Sinne von „gesundheitsfördernd“ oder „herstellend“.

Uns ist bewusst, dass das Beispiel im letzten Absatz sehr plakativ daher kommt. Doch in der Kürze darf es das wohl auch sein. Die Humoralmedizin kann den Menschen mit all seinen Ebenen als Einheit erfassen und verstehen und somit zum Teil andere, neue/alte Wege hin zur Gesundheit beschreiben.

Ein Leser der ersten Auflage wünschte sich mehr kritisches Hinterfragen, um eine bessere Einordnung zu ermöglichen. Wir sind der Meinung, die Aufgabe dieses Buches ist es primär, die Tür zur Humoralmedizin zu öffnen. Sollten später Fragen im Vergleich oder in der Auseinandersetzung mit der heute aktuellen Medizin auftauchen, bietet sich eine Vertiefung in die Materie an. Denn allein die Lektüre dieses Buches befähigt noch nicht dazu, die Humoralmedizin zu be- oder verurteilen.

Prägende Persönlichkeiten

Hermes Trismegistos (um 1550 v. Chr.)

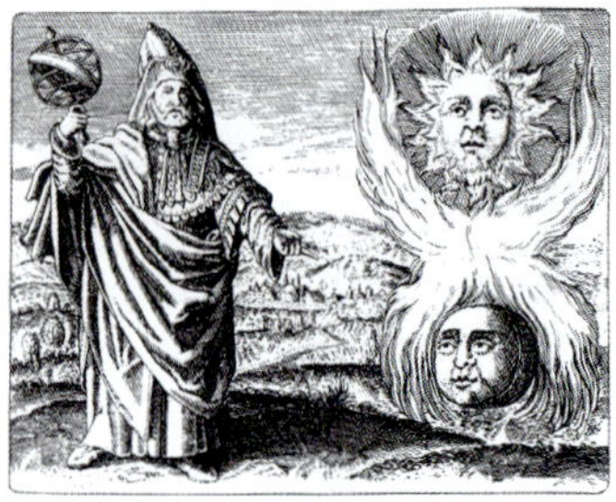

Wir nehmen an, dass der Titel Hermes Trismegistos (der dreifach Große) keinen Menschen, sondern eine Gottheit bezeichnet und auf verschiedene Personen zurückgeht. Das überlieferte Wissen von Hermes bildet in vielerlei Hinsicht die Basis für die Humoralmedizin. In ihr finden sich sowohl Hermes Pflanzenheilkunde als auch die philosophischen Aussagen der sieben hermetischen Gesetze (s. Anhang S. 125).

Hippokrates (460–377 v. Chr.)

Hippokrates revolutionierte seine zeitgenössische Medizin, indem er Krankheiten nicht als Werk von Gottheiten oder Dämonen ansah. Er übertrug die Vier-Elemente-Lehre auf den menschlichen Körper und leitete daraus Therapiemodelle ab. Auf Hippokrates geht zurück, dass die Elemente vier Säften im Körper entsprechen. Damit begründete er die Humoralmedizin.

Galen von Pergamon (ca. 130–215 n. Chr.)

Galen war ein Eklektiker, der das Fundament der Humoralmedizin durch weitere Bausteine ergänzte. Er fügte verschiedene überlieferte Denkrichtungen und seine eigenen neuen Erkenntnisse zusammen. Dabei betonte er stets den philosophischen Aspekt der Heilung. Seine holistische Perspektive auf Mensch, Gesundheit und Krankheit überzeugte viele Zweifler, seine humoralmedizinischen Werke prägten das medizinische Verständnis weit über die römische Ära hinaus.

Avicenna (984–1037 n. Chr.)

Basierend auf den Schriften Galens und seinen eigenen Forschungen, schrieb der als Avicenna bekannte Ibn Sina den Kanon der Medizin. Dieses Buch galt bis ins 17. Jahrhundert als Standardwerk der Medizin.

Paracelsus (ca. 1493–1541 n. Chr.)

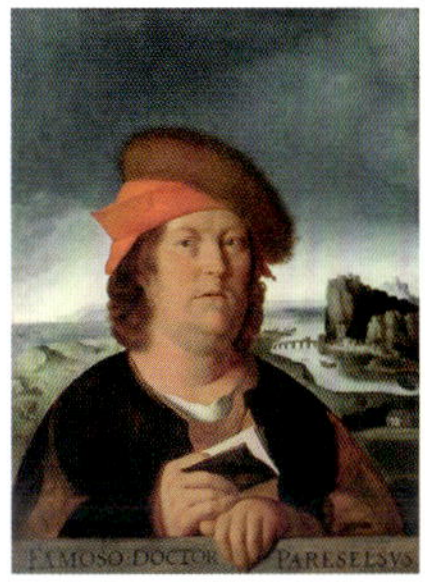

Der als Philippus Theophrastus Aureolus Bombast von Hohenheim geborene Paracelsus besann sich während der Renaissance auf die ursprünglichen griechischen Schriften und Methoden, wie die Beobachtung der Natur. Er setzte seine Überzeugungen ohne Rücksicht auf (persönliche) Verluste durch.

Christoph Willhelm Hufeland (1762–1836 n. Chr.)

Hufeland war kein direkter Vertreter der Humoralmedizin. Da er sich für sanfte Therapieformen einsetzte, gilt er aber als Mitbegründer der Naturheilkunde. Dass auch er von Begriffen wie Vis vitalis oder Vis medicatrix sprach, zeigt seine große ideelle Nähe zur Humoralmedizin.

Selbsttest

1. Inwiefern spielte die Heimat von Hippokrates bei der Entwicklung der Säfte-Lehre eine Rolle? Welche Umstände förderten sie?
2. Wie wurden Krankheiten **vor** der Humoralmedizin begründet?
3. Was bedeutet der Name Hermes Trismegistos?

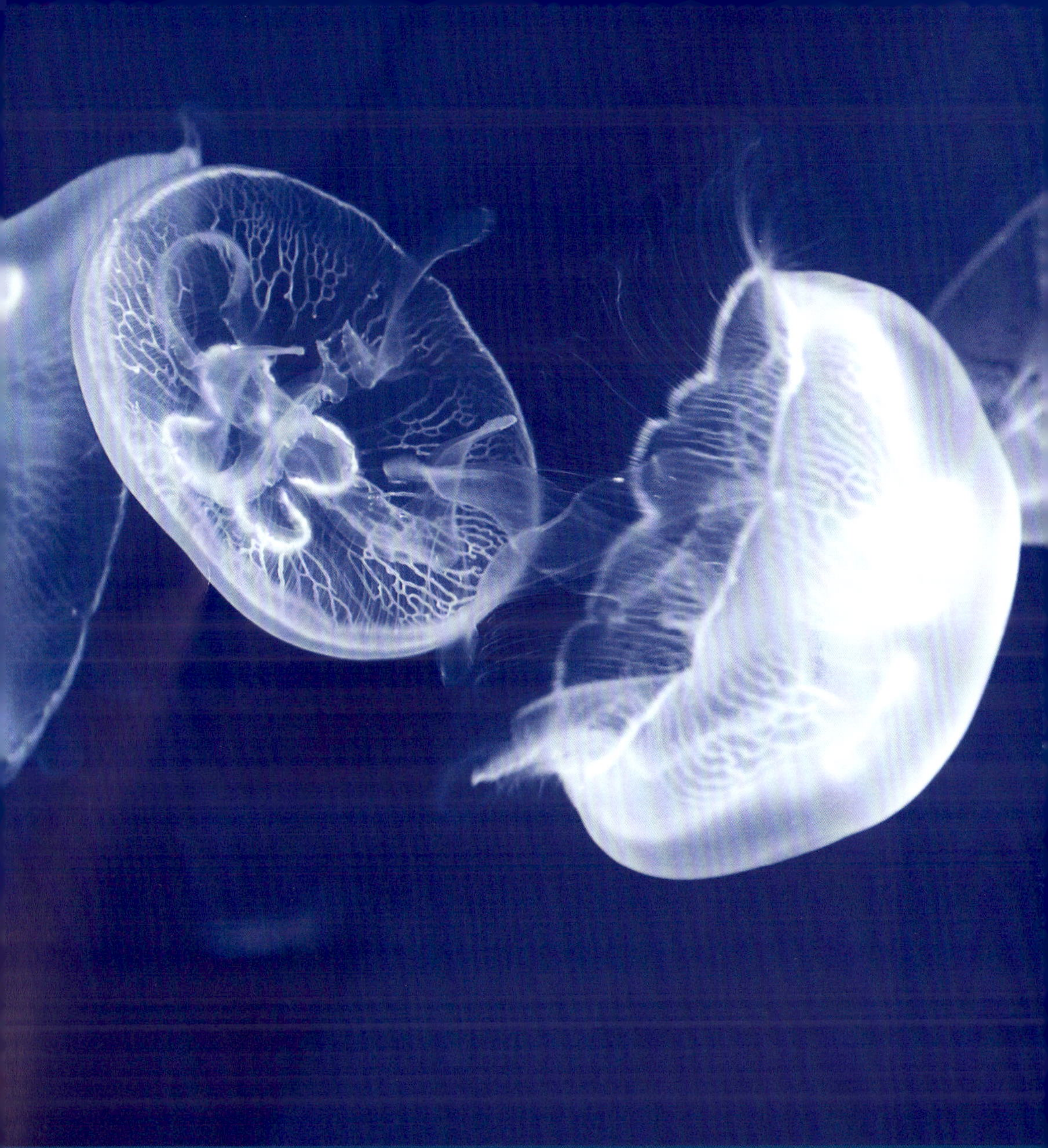

2. Dualität und Polarität

Denken in Modellen

Wir Menschen tendieren dazu, komplizierte Abläufe in stark vereinfachten Modellen zu erklären. Wir erhoffen uns dadurch, komplexe Zusammenhänge besser zu verstehen. Der Duden erklärt den Begriff „Modell" als „vereinfachte Darstellung der Funktion eines Gegenstandes oder des Ablaufs eines Sachverhalts, die eine Untersuchung oder Erforschung erleichtert oder erst möglich macht". Was bedeutet es, in Modellen zu denken?

Wir beschränken uns an dieser Stelle auf Gedankenmodelle der Medizin. Sicher sind viele mit der Fünf-Elemente-Lehre der Traditionellen Chinesischen Medizin (TCM) vertraut, kennen auch die Prinzipien Yin und Yang. Das ist ein Beispiel für ein medizinisches Gedankenmodell aus dem asiatischen Raum. In unserer westlichen Zivilisation hingegen herrscht das Modell Schulmedizin vor.

Von vielen Menschen wird schulmedizinische Theorie als Realität und nicht als Modell betrachtet. Sie enthält physikalische (z. B. Röntgenaufnahmen, Ultraschall) oder chemische (z. B. Blutzuckergehaltbestimmung, Krebsmarker-Nachweis) Messgrößen. Ergeben sich aus technologischen Innovationen neue Messmöglichkeiten, wird das „Modell Schulmedizin" angepasst. Die Realität hat sich nicht verändert, nur unsere Möglichkeit, sie zu betrachten oder/und zu beschreiben.

Philosophischer Exkurs: Die Schulmedizin nimmt für sich in Anspruch, das einzig richtige Medizinmodell zu sein. Es ist einerseits positiv zu bewerten, dass neue Erkenntnisse aus der Forschung schnell in die Lehrmeinungen einfließen. Anderseits halten wir es für intolerant, alles per se als „falsch" und unwirksam zu bezeichnen, was nicht schulmedizinisch bewiesen ist. Viele naturheilkundliche Modelle erfordern einen Denkansatz, der sich grundlegend von dem der Schulmedizin unterscheidet.

Den Horizont erweitern: Verdeutlichende Beispiele liefert die Geographie. Noch vor rund 500 Jahren galt die Erde als Scheibe, Galileis Erkenntnisse aber bewiesen, dass sie rund ist. Kolumbus zog aus, um Indien zu entdecken, und nannte die Ureinwohner des Gebiets, auf das er 1492 stieß, Indianer – ein historischer Irrtum. Er ergab sich schlicht daraus, dass der Kontinent Amerika im damaligen Weltbild nicht existierte. Heute können wir dank Satelliten und hochauflösenden Objektiven die Erde bis ins Detail kartografieren. Die Realität ist damals wie heute dieselbe – lediglich unsere Betrachtungsmöglichkeiten verändern sich und mit ihnen unsere Perspektive auf die Welt. Wichtig ist, sich trotz modernster Technologien die Fehlbarkeit unserer Erkenntnisse vor Augen zu führen.

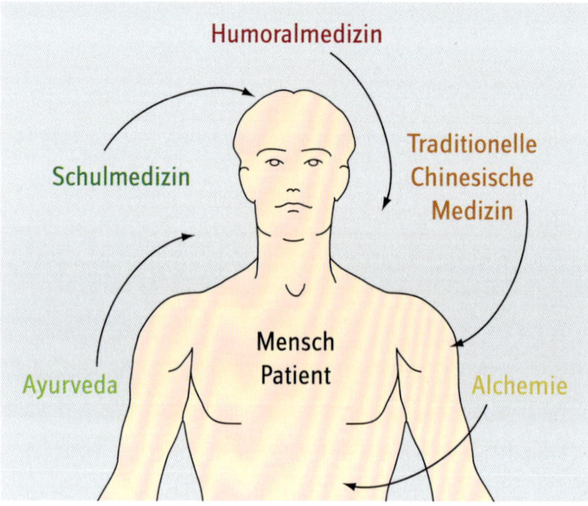

Abb. 2.1: Gedankenmodelle

Jedes Modell hat Stärken und Schwächen – es gilt, diese zu erkennen und vorhandene Potenziale zu nutzen. Je nach Gegebenheit ist mal das eine, mal das andere Modell besser zur Lösung eines Problems geeignet.

▶ Abbildung 2.1 zeigt einige Medizinmodelle. Die ideale Therapie gewährleistet interdisziplinären Austausch, durch den die Behandlung am besten an die Bedürfnisse eines Patienten angepasst wird.

Es gibt keine schlechte Medizin, nur einen schlechten Zeitpunkt der Anwendung.

Die Modelle der Dualität und Polarität

Duales System

Das duale System lässt nur zwei Möglichkeiten zu. Zwischen den zwei Werten – ja oder nein, Leben oder Tod – liegt kein Feld mit Wahlmöglichkeiten. Alle Computer funktionieren dual, ebenso unsere Rechtsprechung: Recht oder Unrecht. Das Motto der Dualität lautet „entweder oder".

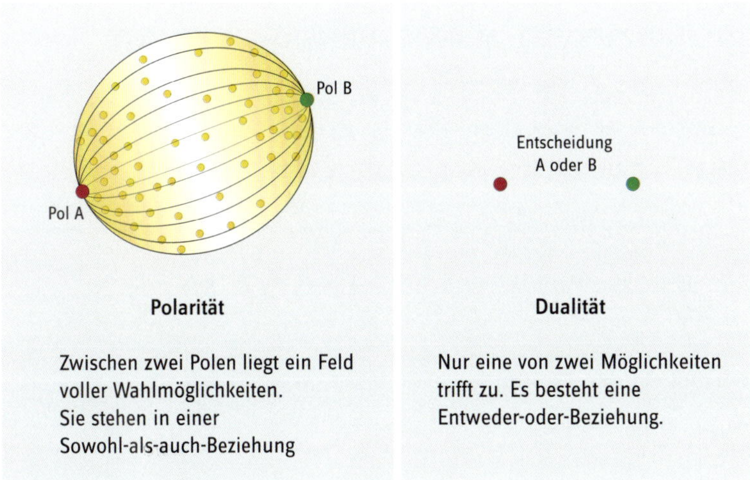

Abb. 2.2: Dualität und Polarität

Polares System

Wenn zwischen zwei gegensätzlichen Polen oder Extremwerten ein Feld verschiedener Möglichkeiten liegt, ist dies ein polares System. Die beiden Pole bedingen sich gegenseitig, ohne den einen gibt es den anderen nicht: Kein Licht ohne Schatten, kein Kalt ohne Warm, keine Feuchtigkeit ohne Trockenheit. Je nach Situation kann der eine oder andere Pol vorherrschen. Sind beide gleich aktiv, befindet sich das System im Gleichgewicht.

Stellen Sie sich beispielsweise Tag und Nacht vor. Am Mittag befinden wir uns am nächsten beim Pol Tag, um Mitternacht beim Pol Nacht. In der Dämmerung wirken beide Pole, wir sind bildlich auf halber Strecke zwischen Tag und Nacht.

Zwischen den zwei Extremwerten eines polaren Systems liegen also fließende Übergänge – und damit unzählige Möglichkeiten, wo genau wir uns im Spannungsfeld zwischen den Polen befinden.

Die Natur funktioniert polar, denn sie fördert die Diversität der Individuen. Das Motto der Polarität lautet „sowohl als auch“.

Die Polarität von nährendem und bewegendem Prinzip

Alles auf dieser Welt und um sie herum besteht aus zwei Grundprinzipien: dem Bewegenden oder Ur-Feuer und dem Nährenden, auch Ur-Wasser genannt. Diese zwei Prinzipien bilden zwei polare Systeme, jeweils mit den Polen „wenig“ und „viel“, die gemeinsam betrachtet werden. Zwischen ihnen liegt ein Feld verschiedenster Abstufungen. Ur-Feuer und Ur-Wasser sind in unserem polaren Modell also zwei Extreme.

Das bewegende Prinzip: Ur-Feuer

Das Ur-Feuer ist die Energie, die bewegt und verändert.

Bewegen bedeutet alle Art von Veränderung. Sei es örtlich, stofflich, feinstofflich. Ur-Feuer ist auch die Kraft, welche das Ur-Wasser verändert und eben auch bewegt. Das Ur-Wasser braucht also das Ur-Feuer um sich in irgendeiner Form transformieren zu können.

Im Makrokosmos zeigt sich diese Kraft z. B. in der Erdumdrehung, in der Gravitationskraft, im Wind, den Gezeiten, dem Licht oder dem Wachstum jeglichen Lebens.

Im Mikrokosmos Mensch kann das z. B. in der Muskelkraft, Blutzirkulation oder in der Verdauung gesehen werden.

Am Beispiel eines Steines kann eine unterschiedliche Stärke des Ur-Feuers in der Umgebung dargestellt werden.

Ein Stein am Wegrand können wir in die Hand nehmen – wir empfinden ihn als kalt, also energiearm. Das verändert sich, wenn er längere Zeit von der Sonne beschienen wird – er wirkt energiereicher, wärmer. Werfen wir den Stein in einen aktiven Vulkan, wird ihm so viel Energie zugeführt, dass die einzelnen Bausteine (Moleküle, Atome) sich viel stärker bewegen, bis der Stein schließlich seine bisherige feste Form durch das Schmelzen verliert. Er wird von der Energie bewegt und fließt im Lava-Strom. Demnach finden wir in harten, starren Dingen wenig Ur-Feuer und in sehr bewegten Dingen viel Ur-Feuer.

Das nährende Prinzip: Ur-Wasser

Das Ur-Wasser ist die Nahrung, das Aufbauende oder Formgebende.

Ur-Wasser symbolisiert das Veränderbare, Formbare, das Materielle, das jegliches Leben benötigt, um sich zu manifestieren. Organismen oder Gegenstände mit viel Ur-Wasser sind daher – tatsächlich oder sprichwörtlich – beweglich, flexibel und biegsam, solche mit wenig Ur-Wasser dagegen eher trocken, starr und spröde.

Ur-Feuer benötigt Ur-Wasser um Form zu erhalten und als Treibstoff.

Zusammenwirken von Feuer und Wasser

Die Muttermilch alleine nährt den Säugling nicht. Er braucht auch Energie, um diese Nahrung zu verarbeiten, zu verstoffwechseln. Der Organismus des Säuglings ist also für die Verdauung und Verarbeitung der Muttermilch (Ur-Wasser) auf die umwandelnde, bewegende Energie (Ur-Feuer) angewiesen, um ihre nährende Kraft wahrnehmen zu können. Das Prinzip Ur-Wasser braucht also das Prinzip Ur-Feuer, um bewegt zu werden.

Ebenso benötigt Ur-Feuer das Ur-Wasser, um sich ausdrücken zu können. Das Ur-Feuer kann Ur-Wasser formen, sodass das Ur-Feuer „wahrnehmbar“ wird. Energie braucht einen manifesten Körper, um zu wirken, um sich auszudrücken. Der Mensch besitzt zum Beispiel das Gehör, um gewisse Schallwellen (eine Form von Energie) verarbeiten zu können; die Schallwellen werden über das Trommelfell und die Gehörknöchelchen im menschlichen Körper manifest. Das heißt, die Energie erhält durch das Gehör einen stofflichen Körper. Oder: Wenn ein Künstler eine Vorstellung seiner nächsten Holzskulptur hat, nimmt er sein Werkzeug und lässt diese Idee im Holz manifest werden.

Alles, was ist, wird also von den zwei Ur-Prinzipien Feuer und Wasser erschaffen.

Wie viel Ur-Feuer und Ur-Wasser ein Organismus enthält, ist dabei nicht festgelegt. Jeder Organismus, Mensch und Tier, kann viel oder wenig Nährendes und Bewegendes in sich haben (▶Abb. 2.3). Die rote Säule symbolisiert in der Abbildung den Gehalt an Ur-Feuer, die blaue den an Ur-Wasser.

Für unseren Körper bedeutet Bewegung:

- räumliche Bewegung: Fortbewegung, Gehen, aber auch die Bewegung des Bluts im Kreislauf oder die Nahrungsverwertung im Verdauungstrakt
- stoffliche Veränderung: zum Beispiel die Umwandlung der Nahrung in körpereigene Substanzen, Umwandlung des Sauerstoffs in der Atmungskette.

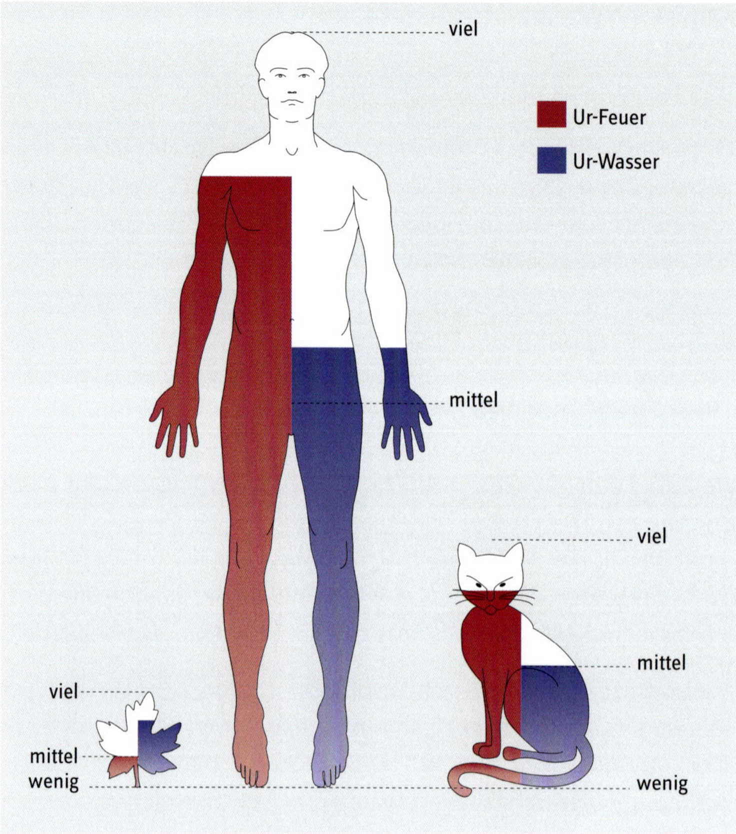

Abb. 2.3: Die Urprinzipien wirken in allen Organismen

Zwei mal zwei macht vier: die Elemente

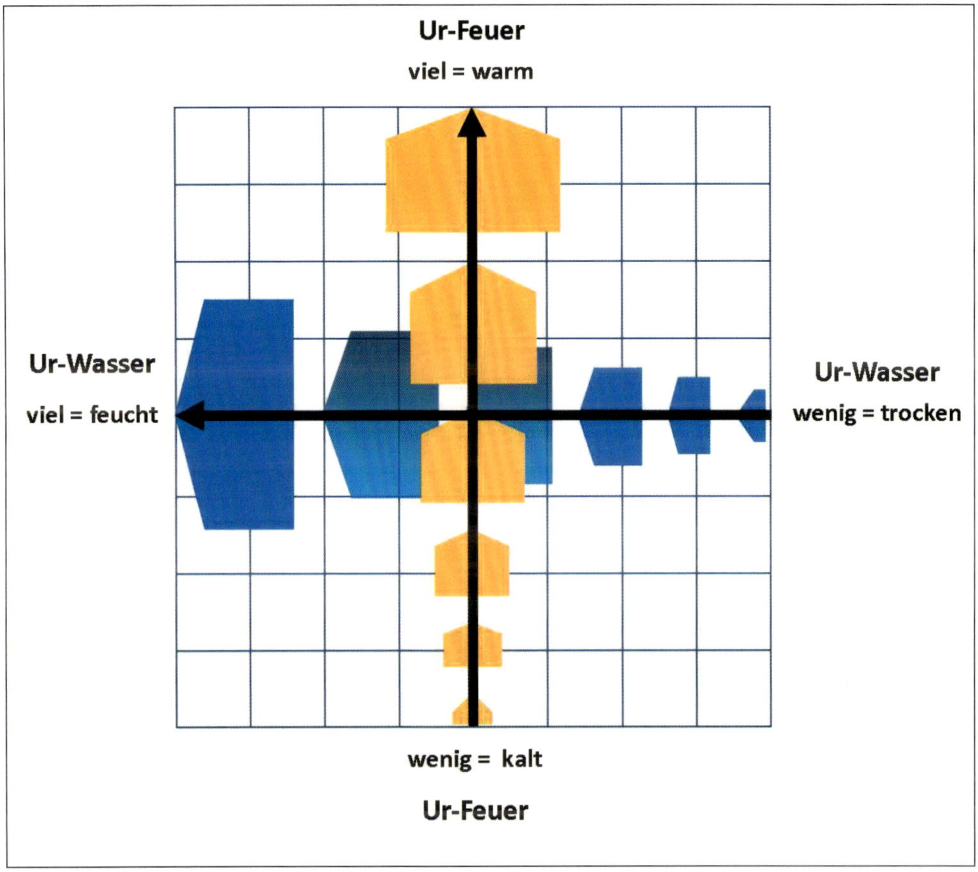

Abb. 2.4 Die Prinzipien Ur-Feuer und Ur-Wasser

Wenn in allem die zwei Ur-Prinzipien vorhanden sind, können wir auch alles über diese zwei Ur-Prinzipien zueinander in Bezug setzen. So ergeben sich folgende Mischverhältnisse:

- viel Feuer und viel Wasser
- viel Feuer und wenig Wasser
- wenig Feuer und wenig Wasser
- wenig Feuer und viel Wasser.

Zur besserenVeranschaulichung stellen wir die Ausprägung des Prinzips Ur-Feuer von „wenig" zu „viel" auf einer vertikalen, die Ausprägung des Ur-Wassers von „viel" zu „wenig" auf einer horizontalen Achse dar (▶Abb. 2.4). Zwischen den zwei Achsen ergeben sich vier Bereiche, deren Eigenschaften sich aus der jeweiligen Wasser-Feuer-Mischung ergeben. Sie werden mit den vier Elementen gleichgesetzt, die diese Eigenschaften teilen.

Selbsttest

1. Warum arbeiten wir im Alltag mit Modellen?
2. Welche Möglichkeiten (dual oder polar) haben zwei Fußballmannschaften bei der Auswahl ihrer Mannschaftkabine? Welche die einzelnen Spieler bei der Wahl ihres Standorts auf dem Feld?
3. Gehen wir einmal davon aus, dass unser Leben uns immer wieder an Schlüsselsituationen heranführt, deren Ausgang entscheidenden Einfluss auf unsere Weiterentwicklung ausüben wird. Welches Modell bevorzugt die Natur wohl?

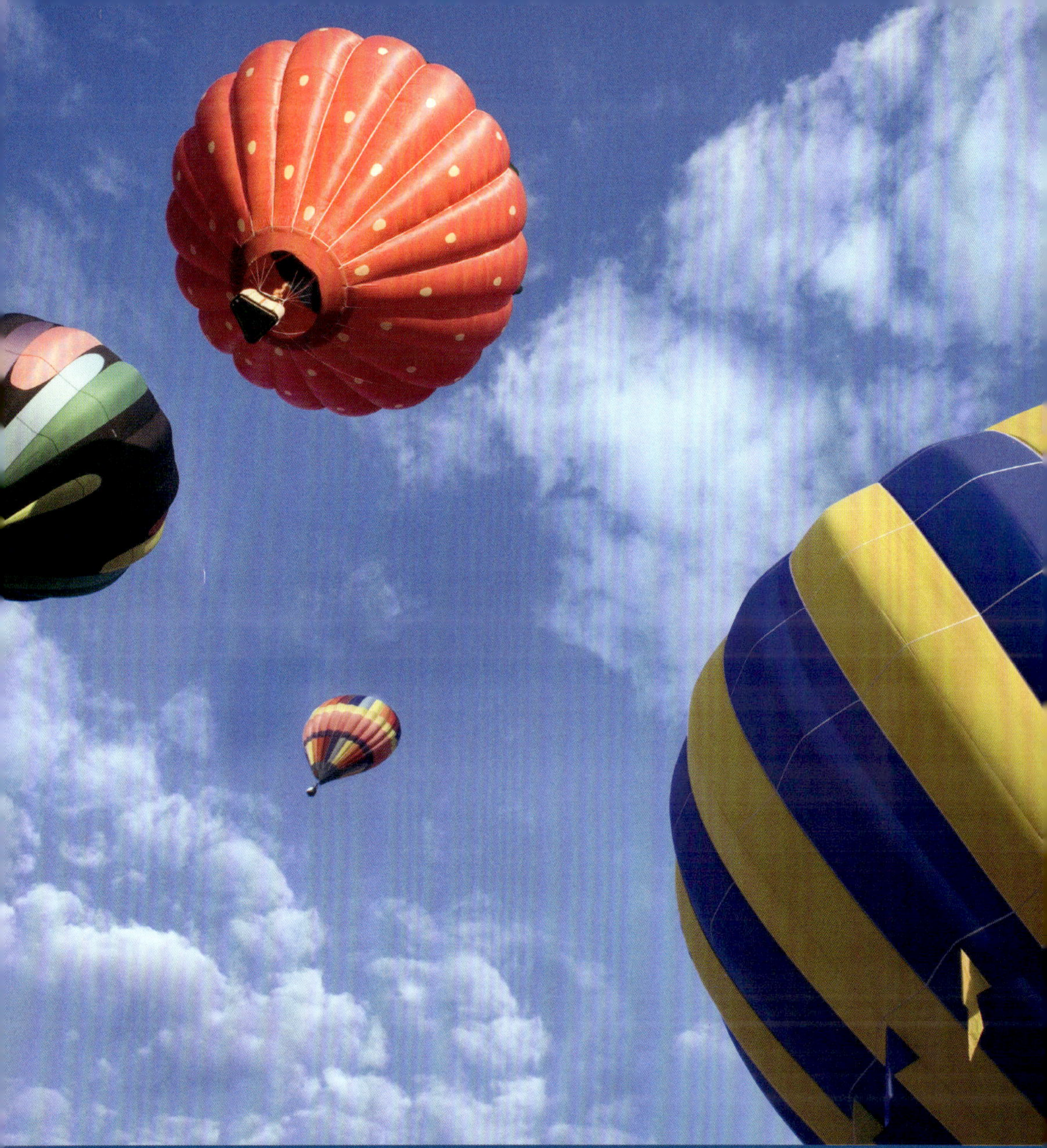

3. Die-Vier-Elemente-Lehre

Die Kombination von Ur-Feuer und Ur-Wasser ergibt vier Mischverhältnisse. Sie sind die Grundelemente unserer Welt (▶Abb. 3.1).

- feucht und warm: Luft
- trocken und warm: Feuer
- trocken und kalt: Erde
- feucht und kalt: Wasser

Die Eigenschaften der Elemente erlauben es uns, viele für uns völlig natürliche Vorkommnisse in unserer Umwelt oder in unserem eigenen Körper dem Element Luft, Feuer, Erde oder Wasser zuzuweisen.

Auf den folgenden Seiten möchten wir sie mit ihren wichtigsten Charakteristika vorstellen.

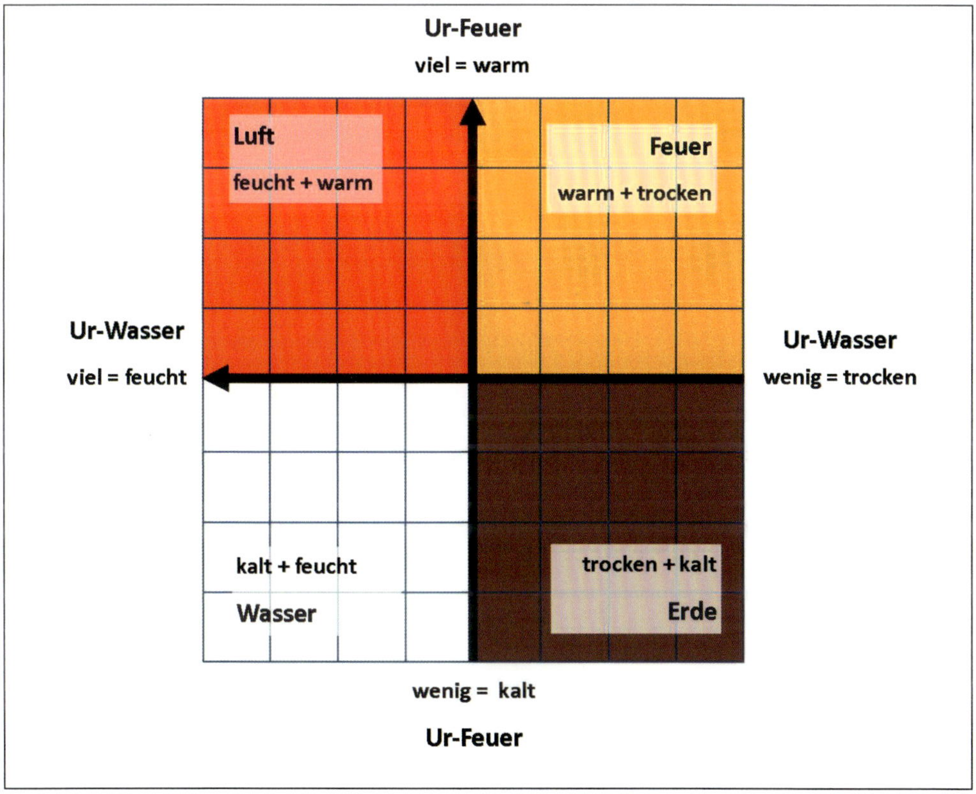

Abb. 3.1: Die vier Elemente

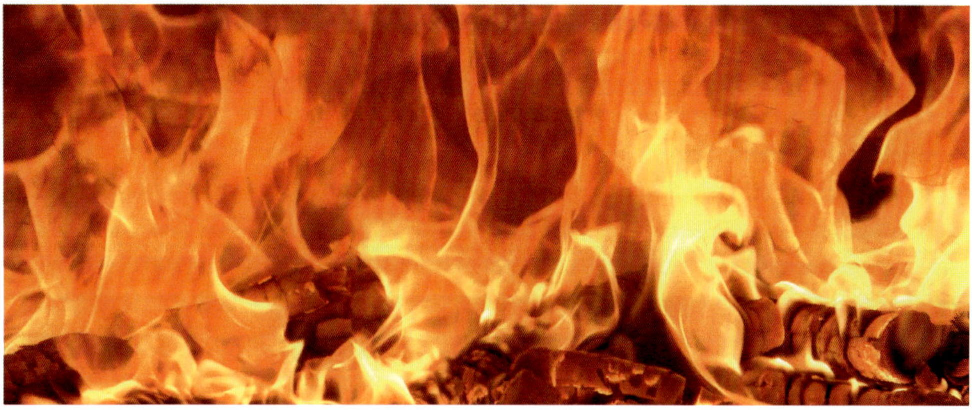

Das Element Feuer

Eigenschaften. Warm und trocken: viel Bewegendes und wenig Nährendes. Feurig, bewegend, impulsiv.

Jahreszeit. Sommer.

Landschaften. Wüstenlandschaften.

Wetter. Warm, trocken, sonnig.

Mondphase. Vollmond.

Tageszeit. Nachmittag bis Abend.

Musik. Impulsiv und rhythmisch.

Speisen. Gebraten, scharf gewürzt, frittiert: alles, was den Organismus anregt und feurig ist.

Farben. Kräftige Farben wie Gelb und Orange.

Lebensphase. Das Erwachsenenalter ab der zweiten Lebenshälfte.

Emotion. Wut und Eifersucht, Mut.

Organe. Leber und Gallenblase.

Symbol. △

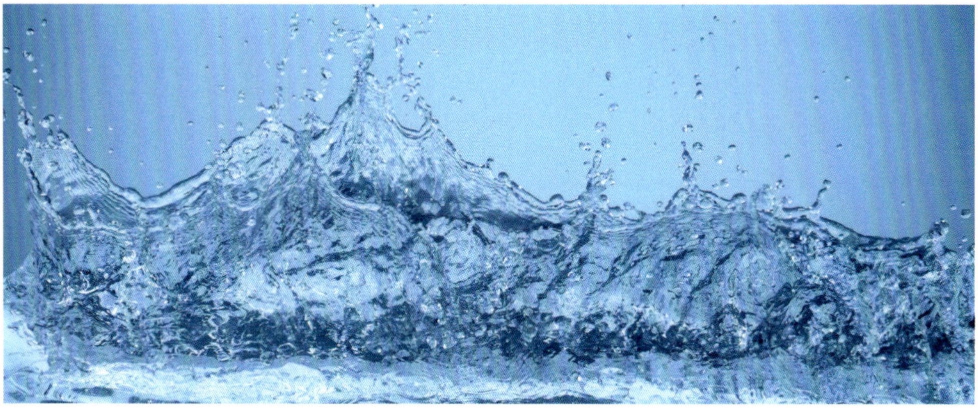

Das Element Wasser

Eigenschaften. Kalt und feucht. Ruhe und Trägheit.

Jahreszeit. Der Winter mit Eis und Schnee, die Jahreszeit, in der sich die Natur ausruht und auf die kommende Vegetation vorbereitet. Eis und Schnee wirken wie ein nährender Speicher, durch den die Natur Kraft für den Frühling sammelt.

Landschaften. Moorlandschaften mit Nebel, Feuchtgebiete, Flussauen.

Wetter. Kalt und feucht, es regnet und ist nebelig.

Mondphase. Abnehmender Mond.

Tageszeit. Früher Morgen.

Musik. Beruhigende, gefühlvoll fließende Klänge, die auch meditativ wirken können.

Speisen. Kalte, wässrige Speisen mit süßem oder salzigem Geschmack.

Farben. Kühle Farbtöne wie Weiß, Blau und (Blau-)Grün.

Lebensphase. Das Säuglings- und Kindesalter, denn in Kindern ruht ein großes, noch unausgeschöpftes Potential. Außerdem haben junge Menschen den höchsten Wasseranteil im Körper.

Emotion. Träge, anpassungsfähig, gemütlich, friedliebend.

Organe. Hirn, Milz und Lymphsystem: kühle, feuchte Organe.

Symbol. ▽

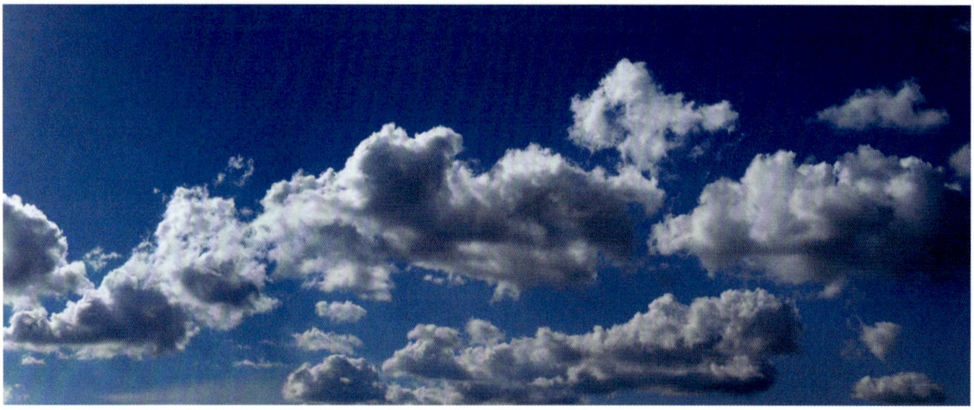

Das Element Luft

Eigenschaften. Feucht und warm: viel Bewegendes und Nährendes. Ideal für Entwicklung. Leichtigkeit, Lebendigkeit, Unverbindlichkeit.

Jahreszeit. Frühling – die Jahreszeit des Neubeginns und des Aufbruchs der Natur.

Landschaften. Auen mit Blumenwiesen.

Wetter. Leichter, warmer Regen; mildes Wetter.

Mondphase. Zunehmender Mond.

Tageszeit. Morgen bis früher Nachmittag, etwa 8–14 Uhr.

Musik. Beschwingte und leichte Melodien, die zum Tanzen anregen.

Speisen. Süß, mild und leicht verdaulich.

Farben. Warme, anregende Pastelltöne: Rosarot, Lindgrün und Hellgelb.

Lebensphase. Die Zeit nach der Pubertät, wenn der junge Erwachsene in sein eigenes Leben aufbricht, sein ungebundenes Dasein auskostet, voller Optimismus und Energie eine eigene Familie gründet oder seine berufliche Karriere startet.

Emotion. Fröhlich, ausgelassen und zuversichtlich.

Organe. Blut, Herz und Lunge.

Symbol. 🜁

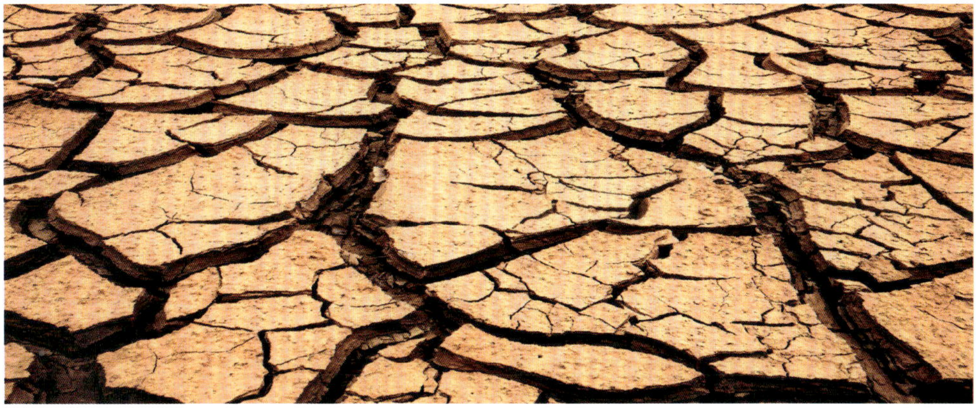

Das Element Erde

Eigenschaften. Trocken und kalt: wenig Bewegendes und Nährendes; strukturiert.

Jahreszeit. Im Herbst stirbt sinnbildlich die Natur. Deshalb wird er dem Element mit dem wenigsten Leben zugeordnet.

Landschaft. Blätterloser Wald ohne Schnee.

Wetter. Kaltes, trockenes Wetter – in unseren Breitengraden spricht man dabei oft von „Bise" oder Bisenlage.

Mondphase. Neumond.

Tageszeit. Abend und frühe Nacht: Die Tageszeit, die am wenigsten Bewegung und Licht aufweist. Auch die Natur ruht nachts.

Musik. Schwere, tieftonige wie z. B. indianische oder keltische Musik.

Speisen. Sauer und trocken.

Farben. Schwere Farbtöne wie Braun, Schwarz und Grau.

Lebensphase. Hohes Alter ab 70 Jahren.

Emotion. Traurigkeit, aber auch ein gewisser Trotz und Sturheit, mit dem man sich dem Tod entgegenstellt und sich gegen Veränderung und Erneuerung wehrt.

Organe. Knochen und Haut.

Symbol. 🜃

Selbsttest

1. Was sagen die Eigenschaften „trocken" und „kalt" in der Vier-Elemente-Lehre aus?
2. Versuchen Sie, den vier Elementen passende Tageszeiten zuzuordnen, und erklären Sie Ihre Einteilung.
3. Skizzieren Sie ein Kreuz aus zwei Achsen und zeichnen Sie die vier Elemente ein. Ordnen Sie den Elementen entsprechend ihren Eigenschaften unterschiedliche Gegenstände aus dem Alltag zu, zum Beispiel verschiedene Modelabels oder Automobilhersteller.

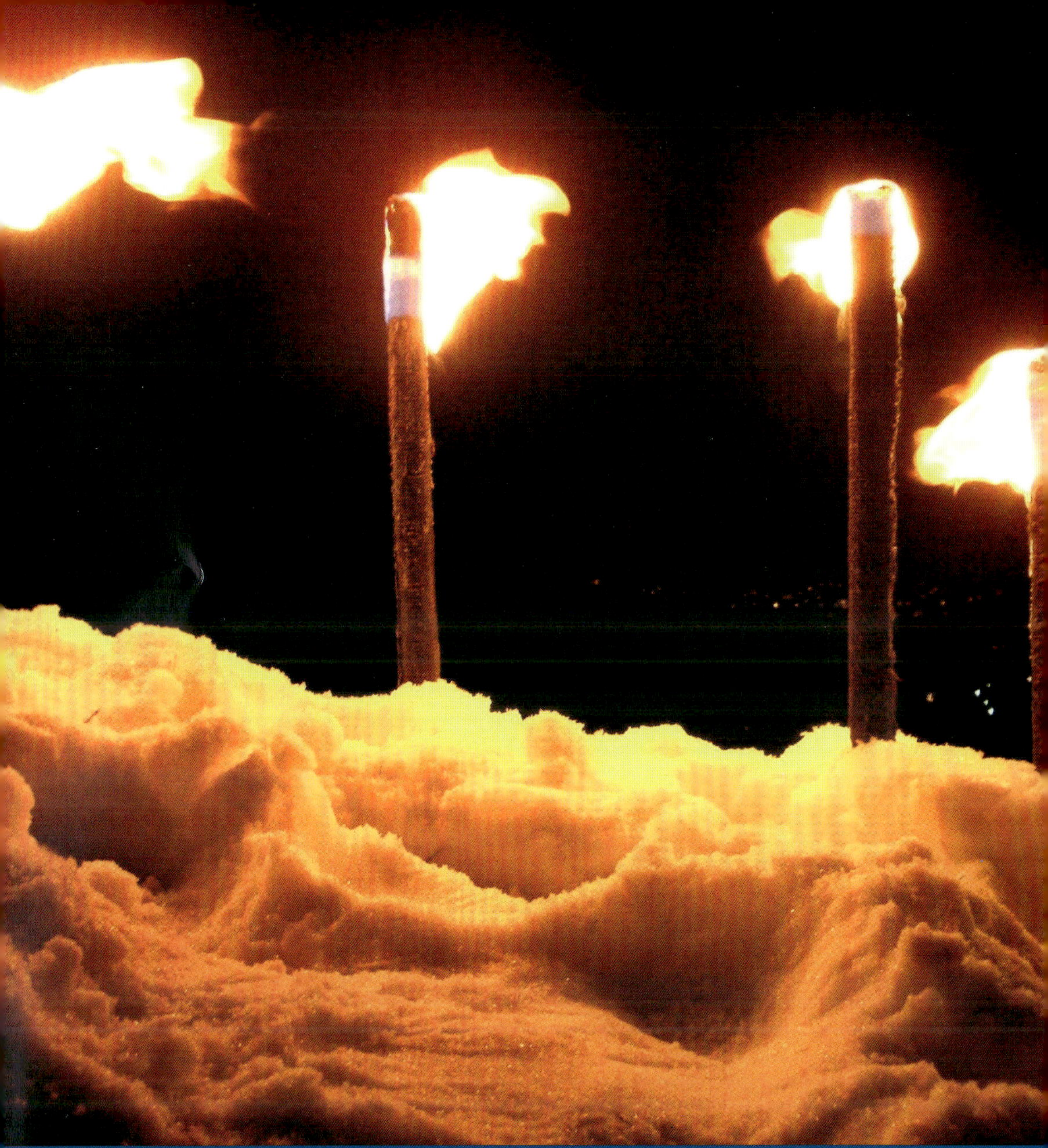

4. Die vier Humores

Elemente und Humores

Wir gehen nun den Weg vom Makrokosmos oder „Großen", also Kosmos und Umwelt, zum Mikrokosmos oder „Kleinen", den Menschen, Organen oder Zellen. Wie manifestieren sich die vier Elemente beispielsweise im menschlichen Körper? Welche Funktionen haben sie, in welchen Organen wirken sie?

Dieses Kapitel stellt Ihnen die vier Säfte oder Humores vor, die als Wirkprinzipien im Organismus vorkommen: Sanguis, Chole, Melanchole und Phlegma. Jeder dieser Lebenssäfte entspricht einem der Elemente, ist sein Stellvertreter im System Mensch, und teilt dessen Grundeigenschaften. Wie die Elemente sind auch die Humores (theoretische) Prinzipien im Körper und keine stofflich nachweisbaren Strukturen.

Im alten Griechenland wurde die Medizin immer stärker von der Beobachtung und somit der Empirie geprägt. Hippokrates ging davon aus, dass der Mensch aus der Samenflüssigkeit des Mannes (männliches Prinzip Feuer) und dem Blut der Frau (weibliches Prinzip Wasser) entstand. Auch Galen übernahm diese Ansicht. Daraus entwickelte sich in der Antike die Säftelehre.

Um Missverständnisse zu vermeiden, verwenden wir stets die lateinische Terminologie für die Humores: Chole, Phlegam, Sanguis und Melanchole. Sprechen wir hingegen vom Blut, ist tatsächlich auch das Blut in unseren Adern gemeint und nicht die Humores sondern die Fluidas. Die effektiven Körperflüssigkeiten.

Sanguis steht also nicht für das Blut in unseren Adern, sondern für das Prinzip Luft mit den Eigenschaften feucht und warm. Das Gleiche trifft für die anderen Säfte zu: So gibt es in der modernen Medizin keine „schwarze Galle". Auch die Verbindung von der Milz zum Magen, die in der Humoralmedizin eine wichtige Rolle spielt, ist anatomisch nicht korrekt. Viele Zusammenhänge im Modell der Humores haben ihre Quelle in einer Zeit, in der andere anatomische und medizinischen Vorstellungen – andere „Realitäten" – herrschten.

Jedem Humores kann ein Kardinalorgan zugeordnete werden. Also ein Körperorgan, das mit dem Humores gut umgehen kann oder ihn besonders benötigt. Das Kardinalorgan ist wie die Wasserquelle. Die Quelle stellt das Wasser nicht her aber ab da ist es nutzbar.

Jeder Humores hat seine spezifischen Wege aus dem Körper, die Ausleitwege oder -organe.

Makrokosmos: Element	Mikrokosmos: Humor
Feuer	gelbe Galle: Chole
Wasser	Schleim: Phlegma
Luft	Blut: Sanguis
Erde	schwarze Galle: Melanchole

Tab. 4.1: Die Elemente und ihre Humores.

Chole, die Gelbgalle

△ **Element:** Feuer mit den Qualitäten warm und trocken.

Funktionen:

- Unter dem Einfluss von Chole werden die Steuerungs- und Reifungsprozesse im Körper getätigt.
- **Untertemperatur:** Wenn das Feuer zu schwach wird, bricht die organisierende Kraft zusammen, die Funktionen des Nerven- und Immunsystems setzen aus.
- **Fiebertod:** Zu viel Feuer überhitzt das Nervensystem und schaltet es ab.

Kardinalorgan: Leber

Ausleitwege: Mittels Gallensaft über die Gallenwege

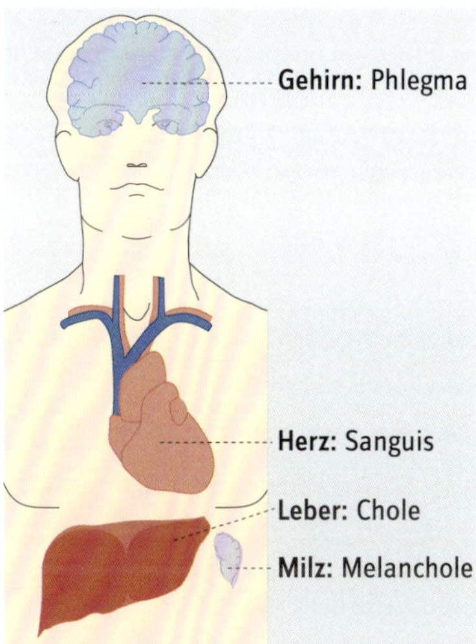

Abb. 4.1: Ort der Säfte im Körper

Organbezug: Leber und Galle (▶Abb. 4.1). Das Leber-Gallesystem reguliert die Energieproduktion und steuert so auch die Wärmeregulation. Ist zu viel Chole im Körper vorhanden, wird diese mit der Gallenflüssigkeit, der sogenannten Ausscheidungsgalle, über den Darm ausgeschieden.

Eigenschaften:

- Durch ihren Bezug zum Feuer ist die Grundeigenschaft der Chole wärmend.
- Sie erwärmt das Phlegma und setzt dadurch das nährende Potential des Schleims frei
- Verbrauchend und bewegend: transportiert Substanzen (z. B. Phlegma) im Körper und verändert Humores in ihrer Zusammensetzung
- Strafft das Gewebe.

Zuordnungen: Der Chole entspricht die Jahreszeit Sommer und der Nachmittag als Tageszeit. Beispielsweise steigt in der Regel nachmittags die Körpertemperatur und so auch Fieber. Typisch für die Jahreszeit sind Durchfallerkrankungen. Diese galligen Durchfälle werden meist nicht durch Infektionen, sondern durch die Hitze verursacht. Daher gehören Fieber und Entzündungen zur Chole.

Phlegma, der Schleim

▽ **Element:** Wasser mit den Qualitäten kalt und feucht.

Funktionen:

- Phlegma ist Baustoff für die Gewebe und liefert Material für die Erneuerung von Geweben, Organellen etc.
- Phlegma kühlt und schützt vor übermässiger Chole (Nerven, Gelenke, Sehnen etc.)
- Phlegma nährt die Chole und dämmt es zu gleich ein.

Kardinalorgan: Gehirn

Abflusswege: 7 Wege: Innen- und Aussenohr, Nasen- und Rachenschleimhaut, Mandeln, Augen, Wirbelsäule bis zu den Nervenbahnen, Brustraum – Lunge, Gelenke.

Organbezug:

- Das Gehirn ist der Sitz des Phlegmas (▶Abb. 4.1). Es reinigt Phlegma und kann es bei Bedarf ausscheiden, zum Beispiel, indem es das Phlegma durch Nase und Gaumen abfließen lässt. Stockt diese Reinigung, kann es zur Tonsillenhypertrophie kommen.
- Auch Fettgewebe gehört zum Phlegma. Es dient als Energiespeicher und schützt den Körper gegen Kälte und mechanische Reizungen wie Schläge und Stöße.
- Die Myelinscheide der Nervenfasern ist eine Sonderform des Phlegmas. Sie schützt die Nervenfasern gegen Überreizung.
- Das Phlegma ist auf gut funktionierende **Leber** und **Nieren** angewiesen. In der Leber wird das Phlegma umgewandelt und gekocht; die Nieren regulieren es über die Regelkreise des Flüssigkeits- und Mineralsalzhaushaltes.

Eigenschaften: Kühlend. Phlegma ist zähflüssig und bleibt dadurch lang im Gewebe. Physiologisches Phlegma scheidet der Körper in der Regel nicht aus. Der Organismus legt einen Speicher an und wandelt (verkocht) es in Zeiten des Nahrungsmangels. Pathologisches Phlegma hingegen, das beispielsweise zu scharf ist, stößt der Körper ab und scheidet es über Niere, Haut und Schleimhaut aus. Oft treten beim Abtransport des pathologischen Phlegmas Stauungen oder Verstopfungen auf. Sie äußern sich bei der Haut klassischerweise als Pickel, Furunkel und Akne, bei den Nieren z. B. als Harngrieß. Bei den Schleimhäuten zeigt sich häufig Stockschnupfen oder eine Hypertrophie.

Zuordnungen: Die Jahreszeit des Phlegmas ist der **Winter**, die entsprechende Tageszeit die **Nacht**. Es sind die ruhenden Phasen in Körper oder Natur, in denen die Phlegmamenge ansteigt, bis sie gegen Ende der Phase ihren Gipfel erreicht. Die **Lunge** dient als Ausgleich für ein Übermaß von Phlegma im Hirn. Daher weisen Atemwegserkrankungen mit hoher Schleimproduktion auf einen Phlegmaüberschuss hin, „trockene" Erkrankungen der Lunge auf einen Phlegmamangel.

Sanguis, das Blut

🜁 **Element:** Luft mit den Qualitäten feucht und warm. Das Lebendigste.

Funktionen:

- Grundlage für Aufbau und Regeneration von Körpergewebe
- Lässt Reize in den Körper fließen und ist dadurch verantwortlich für die Sensibilität
- Ermöglicht den anderen Humores, ihre Funktion in den Geweben auszuführen.

Kardinalorgan: Herz

Ausleitwege: Mensblutung, Nasenblutung

Organbezug: Herz und Arterien (▶Abb. 4.1). In ihnen wird das Sanguis qualitativ verbessert. Die linke Herzseite wird von der Lunge mit sauerstoffreichem Blut versorgt, sie ist der Luftsphäre zugewandt. Das Blut wird in der Lunge durch die Sauerstoffaufnahme gekühlt und hilft dadurch, die eingeborene Wärme zu regulieren. Die rechte Herzseite wird von der Leber mit nährstoffreichem Blut versorgt, sie ist der Vegetationssphäre zugewandt.

Eigenschaften: Befeuchtend. Da seine Eigenschaften feucht und warm ausgeglichen sind, kommt dem Prinzip Sanguis eine übergeordnete Bedeutung im Gesamtsystem der vier Humores zu. Im Sanguis sind die bewegenden Eigenschaften des Feuers und die nährenden des Wassers für den Körper unmittelbar verwertbar.

Sanguis baut auf und ernährt alle Gewebe, bringt und erhält ihre Funktion in Schwung. Es ist der Humor mit dem kleinsten pathogenen Potential, doch auch er kann entarten.

Die Reinigung des Sanguis erfolgt über die Nase. Im Gegensatz zur phlegmatischen Reinigung sind aber die Ausflüsse warm und feucht und nicht kalt und schleimig. Nasenbluten beispielsweise ist eine Möglichkeit der Sanguis-Reinigung.

Zuordnungen: Zum Sanguis gehören der Frühling und der Morgen – die Zeit, in der das Leben neu beginnt oder wieder aufwacht, die Zeit des Aufbruchs. Der Frühling ist die gesündeste und lebendigste Zeit im Jahr. Weil im Frühling im Vergleich zu den anderen Jahreszeiten am meisten Sanguis im Körper vorhanden ist, ist er die beste Zeit für Entschlackungskuren.

Melanchole, die schwarze Galle

🜃 **Element:** Erde mit den Qualitäten trocken und kalt.

Funktionen: Melanchole kann jegliche Bildung von Strukturen im Körper unterstützen. Sie unterbindet Verbrennungsvorgänge und somit Chole-Zustände. So mindert sie die physiologische Funktion des Nervensystems und dämpft dieses. Ist der Melanchole-Anteil im Körper zu hoch, stört er das Nervensystem – es kommt zu Depression, Neurosen und ähnlichen Leiden.

Kardianlorgan: Milz

Ausleitwege: Magen und Nieren

Wenn Phlegma stagniert, Schleim also nicht bewegt und verarbeitet wird, verliert es seine Feuchte. Seine neuen Eigenschaften sind dann kalt und trocken, und es wandelt es sich zu **Melanchole**. Dies illustriert das Beispiel Diabetes mellitus: Zucker, der nicht verarbeitet wird, bedeutet eine Phlegmastagnation. Dadurch produziert der Körper zu viel Melanchole, und diese entwickelt sich zum schädigenden Faktor. Diabetes schädigt als Erstes das Nervensystem, ein Überangebot an Melanchole führt stets zuerst zu Pathologien des Nervensystems.

Tränenflüssigkeit und Gesichtshaut reinigen die Melanchole.

Organbezug: Milz (▶Abb. 4.1). Sie scheidet alte Erythrozyten aus und entfernt Melanchole aus dem Blut. Dadurch steigert die Milz den Sanguis-Anteil im Blut und verbessert so den Sauerstofftransport im Blut. Neben der Lunge ist die Milz daher das einzige Organ, bei dem die abfließenden Venen hellrotes Blut führen. Deshalb heißt sie auch „Lunge des Abdomens". Darüber hinaus besteht ein Bezug der Melanchole zur Haut als äußere Hülle und zum Knochensystem als innere Stütze des Körpers.

Eigenschaften: Trocknend. Sie ist von den vier Kardinalsäften der mit der größten pathologischen und der geringsten ernährungsphysiologischen Bedeutung.

Zuordnungen: Herbst und Abend.

Calor innatus und Humidum innatus

Die Leber und das Herz sind nicht nur Sitze für Säfte. Sie beherbergen auch die eingeborene Feuchte und die eingeborene Wärme.

Organ	Funktion	verantwortlich
Herz	Sitz der eingeborenen Wärme	Calor innatus
Leber	Sitz der eingeborenen Feuchte	Humidum innatus oder Humidum primigenium

Tab. 4.2: Leber und Herz beherbergen Feuchte und Wärme.

„Eingeboren", das bedeutet, dass wir diese beiden Elemente bereits ab der Geburt besitzen.

Einige Gedanken, um diese Begriffe einordnen zu können:

- Unser Körper braucht die Säfte mit all ihren Eigenschaften für das tägliche Funktionieren. Sie sind die Vertreter der Elemente in uns und kommen auch in unbelebten Gegenständen vor.
- Calor innatus und Humidum innatus sind losgelöst von den Säften und ihren Funktionen. Die belebende Wärme des Calor innatus wird vom Humidum innatus genährt. Sie verlässt uns beim Tod.
- Jeder Mensch erhält bei der Geburt seinen Calor innatus und Humidum innatus. Sie sind das Potential für unsere Leben, unsere „Lebensbatterien". Entsprechend unserer Lebensführung halten diese Batterien kürzer oder länger. Unserer Ansicht nach verbrauchen wir den nährenden Humidum innatus schneller, wenn wir unserem Seelenplan nicht folgen und Zeichen unseres Körpers übersehen.
  - Das Herz als Sitz des Calor innatus entspricht dem Prinzip des Ur-Feuers und somit der Vitalität und der Sonne.
  - Die Leber als Sitz des Humidum innatus entspricht dem Ur-Wasser und somit der Vegetation und dem Mond.
- Auch in diesem Prinzip zeigt sich also das polare Modell.
- Das Herz (Cor thoracale) bildet zusammen mit der Lunge (Pulmo thoracale) den **vitalisierenden** Teil, der die Lebensenergie vermittelt. Die Leber (Cor abdominale) und die Milz (Pulmo abdominale) sind der **substanzielle,** das Materielle vermittelnde Teil.
- Die Leber nährt das Herz, und die Milz unterstützt die Lunge, indem sie das Blut von Melanchole reinigt.

Eine gesunde „Diaita" oder Lebensführung ist nicht alles: Wer dabei seine Herzenswünsche vernachlässigt, stirbt in einem gesunden Körper, ohne die mögliche Entwicklung im Sinne des Seelenplanes gemacht zu haben. Er verbraucht seinen Calor innatus und damit seine Lebensenergie auf dem falschen Weg. Wer aber nicht nur auf seinen Körper achtet, sondern dabei seine Herzenswünsche auslebt, kann gesund und zufrieden bis ins hohe Alter leben.

Es ist wichtig, dass wir die vier Säfte und die Konzepte der eingeborenen Wärme und Feuchte mit ihren jeweiligen Eigenschaften klar voneinander trennen.

Selbsttest

1. Welcher Humor hat seinen Sitz im Herzen, welcher in der Leber?
2. Bestehen der Calor innatus und der Humidum innatus aus den vier Elementen?
3. Welchen Humor benötigt unser Gewebe, um sich zu ernähren und aufzubauen?
4. Die Melanchole weist das größte pathologische Potential auf. Warum?
5. Welche Humores sind im Blut zu finden?

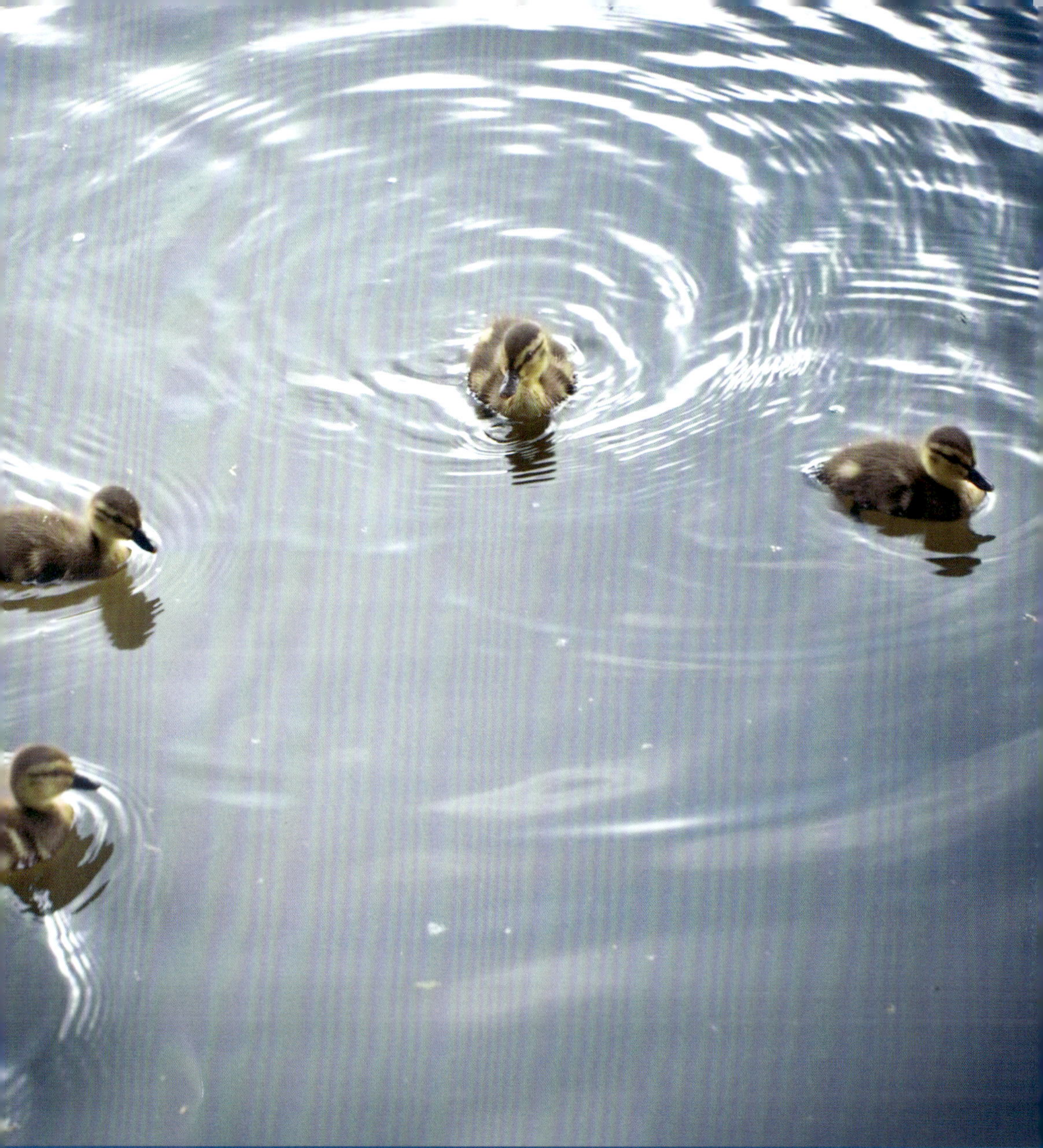

5. Die Entstehung der Humores

Wir gehen davon aus, dass jedes Leben die richtige Mischung von Feuchtigkeit und Wärme benötigt, also der Elemente Ur-Feuer und Ur-Wasser.

Im Humor Sanguis sind beide Ur-Elemente vertreten. Jedes Leben braucht deshalb die richtige Mischung des Sanguis. Betrachten wir, als Beispiel für alle Elemente, seine Entstehung.

Sanguis-Bildung

Für das bessere Verständnis nutzen wir ein Bild: Auf einem Lagerfeuer erhitzen wir Wasser, um Wasserdampf (feucht und warm = Sanguis) zu erhalten.

Lassen wir das Wasser direkt mit dem Feuer agieren, können wir die Dampfbildung kaum steuern. Schütten wir zu viel Wasser auf das Feuer, erlischt es, und es entsteht eventuell zu wenig Wasserdampf. Nehmen wir sehr wenig Wasser, verdampft es sehr schnell.

Dyskrasie. In beiden Fällen konnten wir die Elemente für die richtige Mischung, den Wasserdampf, nicht dosieren oder kontrollieren. In der Humoralmedizin sprechen wir in solchen Fällen von einer **schlechten Mischung der Humores**, der Dyskrasie.

Eukrasie. Um Einfluss auf die Qualität und Quantität des Wasserdampfes nehmen zu können, benötigen wir meist Hilfsmittel. ▶Abbildung 5.1 zeigt die Möglichkeit, Dampf mit Hilfe eines Wasserkessels über dem Feuer herzustellen. So gelingt die **richtige Mischung der Humores**, die Eukrasie. Aber nicht nur das Mischverhältnis der Humores ist für die Eukrasie wichtig, sondern auch die Qualität der Humores. Da wir unsere Humores aus unserer Nahrung bilden, ist die Qualität unserer Nahrung somit massgeblich verantwortlich an der Qualität unserer Humores.

Die Abbildung mit dem Wasserkessel verdeutlicht die Funktion der einzelnen Humores: Das Feuer (Chole) bewegt, erhitzt und bringt das Wasser (Phlegma) zum Kochen. Ein Kessel (Erde, Melanchole) hält dabei seine Hitzeenergie in einem bestimmten Grad zurück und bremst sie ab. So entsteht kontrolliert Wasserdampf (Luft, Sanguis) mit der richtigen Mischung aus Wasser und Feuer, denn die Humores wirken in **Eukrasie**, also im richtigen Mischverhältnis, aufeinander.

Die Kochungen

Im Körper geschieht prinzipiell nichts anderes als beim Beispiel im Wasserkessel. Deswegen spricht die Humoralmedizin beim Stoffwechsel im (menschlichen) Organismus ebenfalls von „Kochung", etwa bei der Verdauung von Nahrung. Dabei wird Körperfremdes (Weizen, ein Apfel oder ein Stück Fleisch) zu etwas Körpereigenem (z. B. Enzyme, Zellen, Blut) verstoffwechselt oder verkocht.

Das „Überwinden" der fremden Natur ist dabei eine Herausforderung. Eine Weizenpflanze beispielsweise baut aus den aus dem Boden und der Photosynthese erhaltenen Nährstoffen ihre eigenen Substanzen auf. Es entstehen weizentypische Stoffe, die das Naturell der Pflanze in sich tragen. Solche Stoffe können wir nicht direkt in den Organismus übernehmen. Um gute körpereigene Stoffe zu produzieren, muss der Körper daher die fremden Rohstoffe „denaturieren", verdauen.

Wird das körperfremde Naturell, also die Energie oder Lebenskraft (Vis vitalis) der Nahrung nicht überwunden, kann sie den Organismus stören und Erkrankungen von Verdauungsstörungen bis hin zu Vergiftungen auslösen.

„Du bist, was du isst". Oder besser: „Du bist, was Du verdauuen kannst."
Eine zentrale Aufgabe der Kochung ist es, gutes Sanguis herzustellen. Das kann nur aus gutem „Rohmaterial" geschehen, sprich: aus guter Nahrung. Gesunde Ernährung ist also wichtig, um eine gute Säftezusammensetzung im Körper zu gewährleisten.

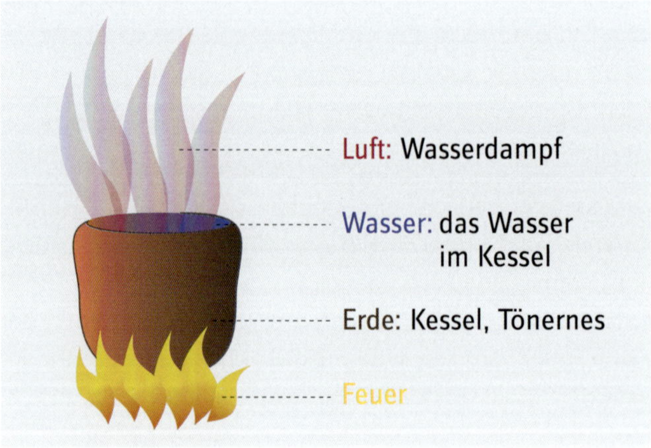

Abb. 5.1: Beispiel: Sanguis-Bildung (Kessel-Beispiel)

1. Kochung

Umwandung oder „Denaturierung" in den Verdauungsorganen: Der Prozess beginnt im Mund mit dem Zerkauen der Nahrung und endet humoralmedizinisch im „großen und kleinen Magen", also Magen und Zwölffingerdarm. Es kostet den Körper viel Energie, die körperfremde Nahrung umzuwandeln. Die Energieversorgung erfolgt aus Herz, Zwölffingerdarm, Leber, Niere, Lunge, Zwerchfell, Milz (Bauchspeicheldrüse) und dem Nervensystem.

Der Nahrungsbrei symbolisiert das Nährende, er wird nach der ersten Kochung zum rohen Phlegma. Das Phlegma wandert in die Leber.

2. Kochung

Während der zweiten Kochung werden aus dem rohen Phlegma in der Leber die vier Säfte gebildet. Auch dieser Prozess benötigt viel Energie.

- Sanguis: nährt das Gewebe
- Chole: bewegt und wandelt um
- Melanchole: strukturiert Gewebe, bringt Spannung in die Muskeln
- Phlegma: der Rest, aus dem noch kein Sanguis gekocht wurde. Es ist noch unreif und kann bei Bedarf in der Leber oder in der vierten Kochung zu Sanguis ausgereift werden. Dieses unreife Phlegma stellt den Vorrat dar, ist gespeicherte Energie, Brennbares, das ruhende Potential.

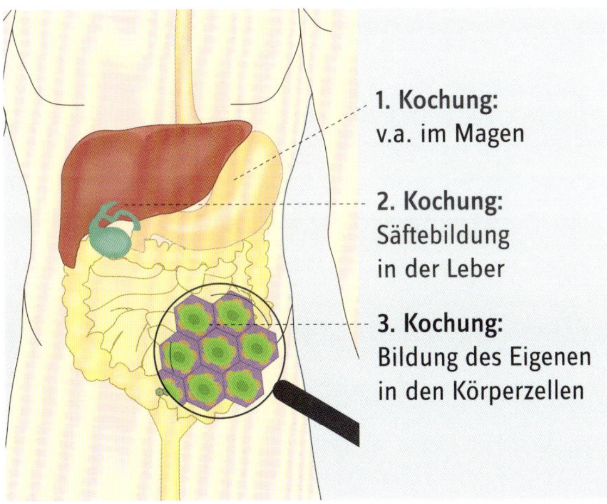

Abb. 5.2: Die drei Kochungen im Organismus

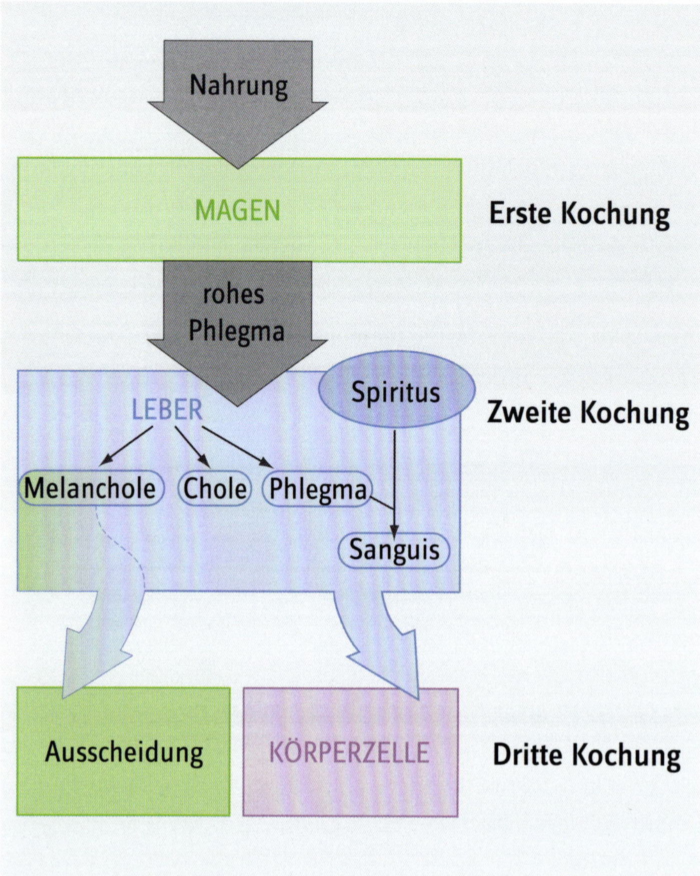

Abb. 5.3: Die Humores-Kochungen

3. Kochung

Die vier Säfte fließen über die Blutbahnen in die Blutgefäße, Bindegewebe und Zellen. In ihnen findet die dritte Kochung statt. Dabei wird Sanguis ausgereift und so assimilierbar gemacht.

4. Kochung

Je nach Quelle wird auch von einer vierten Kochung in den Geweben, zum Beispiel dem Bindegewebe, gesprochen. Bei Sanguis-Mangel wird dieses in der vierten Kochung produziert. Es entsteht aber nicht wie in der zweiten Kochung aus Spiritus, sondern aus

Chole. Diese Sanguis hat dadurch nicht die gleiche Qualität wie das Produkt der zweiten Kochung.

Störungen der Kochung und ihre Folgen

Vergegenwärtigen wir uns die vielen Faktoren die in den 3 (4) Kochungen zusammenspielen wird schnell klar, dass an ganz vielen Orten Störungen auftreten können. Deshalb werden hier nur beispielhaft einige wenige erläutert.

Störungen in der 1. Kochung:

- zu wenig Chole → die Nahrung wird nicht verdaut, bleibt zu roh.

  Das kann in den ersten Wegen zu Gärungen (Kohlenhydrate) oder Fäulnis (Proteine) führen. Dabei entstehen Gasen die zu Blähungen und übel riechenden Winden führen können. Aber auch ungesunde Abbauprodukte wie Fuselalkohole oder Ammoniak entstehen, die zu gesundheitlichen Störungen führen können.

Störungen in der 2. Kochung:

- zu rohes Phlegma kann nicht optimal zu weitern Humores und Sanguis verarbeitet werden → Sanguis ist nicht gleich vital. Rohigkeiten können den Stoffwechsel in der Peripherie (3. Kochung) stören und es gibt erneut unerwünschte Abbauprodukte → Verschlackung des Körpers
- zu wenig Spiritus für die Sanguisbildung → Vitalität des Sanguis ist mangelhaft → Alle Sanguisgesteuerten Funktionen können schlechter ablaufen.

Störungen in der 3. Kochung:

- durch mangelhafte Humores können beim Stoffwechsel Schärfen entstehen. Das sind Stoffe, welche sehr cholerisch oder melancholisch geprägt sind, aber dem Stoffwechsel nichts mehr nutzten. Die Kraft der Chole in den Schärfen kann nicht verwendet werden, sondern reizt nur das Gewebe (z. B. freie Radikale).

Melanchole-Bildung

Wir beschreiben die Entstehung der Melanchole und ihre Wege im Körper noch genauer, denn sie ist der Humor mit dem größten pathologischen Potential und einer eher verkannten physiologischen Funktion. Außerdem gibt uns das die Möglichkeit, das vernachlässigte Organ Milz aus der „Vergessenheit" zu holen.

Die Melanchole wird an verschiedenen Orten im Körper gebildet. Physiologisch entsteht sie in der zweiten Kochung aus rohem Phlegma. Unphysiologische Melanchole entsteht in der 3. Kochung beim Verbrauch von Sanguis oder Phlegma und muss ausgeschieden werden.

- Auch unphysiologisch kann Melanchole entstehen, falls
- überhitzte Chole auf Phlegma trifft,
- überhitzte Chole auf Sanguis trifft,
- Phlegma so lange staut, bis es schließlich austrocknet. Es ist dann nicht mehr kalt und feucht, sondern melancholisch kalt und trocken.
- **Ausscheidung.** Die Melanchole wird über mehrere Schritte ausgeschieden (▶Abb. 5.4). Die Milz spielt dabei eine zentrale Rolle:
- Sie zieht die Melanchole an und trennt sie in sauer-salzige und sauer-scharfe Melanchole.
- Die sauer-salzige Melanchole wird der Niere zugeführt und über den Harn ausgeschieden.

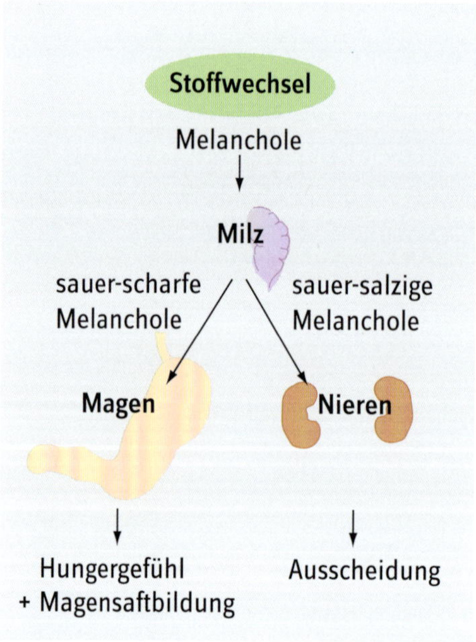

Abb. 5.4: Der Ausscheidungsweg der Melanchole

- Die sauer-scharfe Melanchole wird dem Magen zugeführt, wo sie für die Hungerentwicklung (Magenknurren) benötigt wird. Über den Darm wird sie schließlich ausgeschieden.

Dies erklärt, warum ein Organismus, der durch körperliche Anstrengung stark strapaziert ist, auch viel Hunger produziert: Es fällt mehr sauer-scharfe Melanchole an, die in den Magen ausgeschieden wird, Hunger erzeugt und die Verdauungssäfte anregt.

Komplikation. Wenn die Milz Funktionsprobleme hat und überfordert ist, kommt es zu einer Anhäufung von Melanchole im Körper. Der kühlende, trockene Humor bremst Prozesse, indem er sie abkühlt und austrocknet: In den Geweben kommt es zu Stauungen. In der Humoralmedizin nimmt die Milz daher eine viel wichtigere Rolle ein als in der Schulmedizin.

Eine Liste von Symptomen, die Störungen der Melanchole hervorrufen, finde Sie bei der Beschreibung des Temperaments unter Pathologien (S. 98 ff.)

Selbsttest

1. Welche Voraussetzungen sind nötig, damit der Körper gutes Sanguis herstellen kann?
2. Welche Symptome müssen Sie bei Störungen der ersten Kochung erwarten?
3. Was geschieht, wenn unser Magen bei der Kochung die fremde Natur der Nahrung nicht überwinden kann?
4. Welche Humores sind im Blut zu finden?
5. Eine Milzstauung bedeutet, dass die Verwertung der Melanchole gestört ist. Wo im Körper außer in der Milz macht sie sich bemerkbar?
6. Wann und wo gilt das Vorkommen von Melanchole als „physiologisch"?
7. Welcher Teil der Melanchole bleibt bei mangelnder Ausscheidung durch die Niere im Körper zurück?

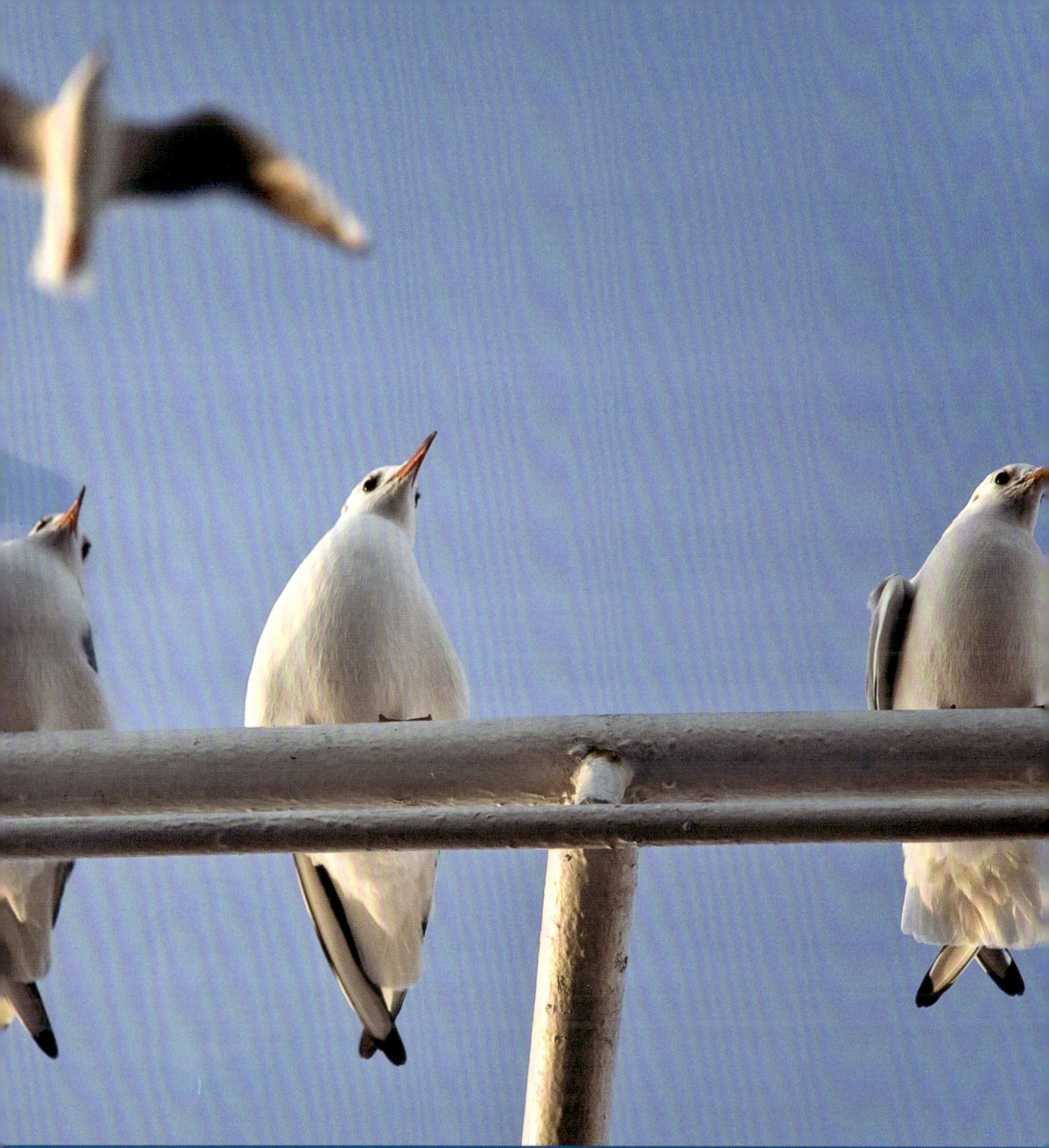

6. Organisation und Steuerung in unserem Körper

Animae – Die Seelen

Bisher haben Sie von den vier Elementen und ihren Vertretern im Körper gelesen. Widmen wir uns nun den Prinzipien, die die Vorgänge in unserem Körper und die Aktivität der Elemente organisieren und steuern. Humoralmedizinisch ist das die Seele oder „Anima". Sie nimmt bei der Geburt – oder je nach Philosophie auch schon vorher – ihren Platz im Körper ein. Das gilt für alle Lebewesen.

Die Natur tut nichts ohne Grund: Sie folgt einem inneren Plan und handelt ziel- und zweckorientiert. Um die Bedeutung der Anima im humoralmedizinischen Kontext zu verstehen, gehen wir von diesem Grundsatz aus:

Das bedeutet, unsere Existenz bewegt sich im Fluss eines übergeordneten Prinzips. Wir sollen dem Übergeordneten gerecht werden – beispielsweise, indem wir unsere Individualität ausleben. Andernfalls hätten die Lebewesen auf der Erde keine Individualität erhalten.

Die Ausprägung der Anima ist bei Pflanzen, Tieren und Menschen unterschiedlich. Die galenistische Humoralmedizin arbeitet mit dem Modell, das in ⊠Abb. 6.1 zu sehen ist. Ob bei Pflanzen, Tieren oder Menschen: Die Seele ist immer etwas Ganzes, Unteilbares. Sie hat verschiedene mehr oder weniger differenzierte Ausprägungen. Diese erklären wir am besten über ihre Ziele oder Eigenschaften.

Anima naturalis

Das Ziel der Anima naturalis ist es, Stoffwechselvorgänge, Wachstum und die Ausreifung nach ihrem Bauplan zu steuern. Ihrem Wirken unterliegt also alles, was mit der „Ernährung" des Körpers im weitesten Sinne zu tun hat.

Anima animalis

Die Anima animalis organisiert alle Beziehungen des Körpers zur Außenwelt (nicht die Ernährung → Anima naturalis). Die Anima animalis umfasst alle Reaktionen eines Lebewesens auf die Außenwelt bzw. alle Bewegungen oder Vorgänge, die man über die fünf Sinne erfassen kann. Anders als bei der Anima rationalis sind dies instinktive Handlungen.

Aus medizinischer Sicht ist die Anima animalis am ehesten mit dem Reptilienhirn und Mittelhirn (Verarbeitung von Sinneswahrnehmungen) zu vergleichen.

Die Anima animalis verfügt über drei innere Fähigkeiten:

- Unterscheidungsvermögen (das Auswerten von Sinneseindrücken)
- Vorstellungsvermögen
- Erinnerungsvermögen: Durch Erfahrung – und somit Erinnerung – können auch Tiere unterscheiden, was nährend und gesund für sie ist, welche Lebewesen eine Gefahr darstellen und welche nicht.

Anima rationalis

Die Anima rationalis ist der Anima animalis übergeordnet. Dank ihr können wir denken und erkennen und verfügen über einen freien Willen.

Der Verstand besteht aus einem aktiven und einem passiven Teil. Der passive ist für die Speicherung von Wissen, Eindrücken oder schlicht dem Materielosen verantwortlich. Er stellt somit die Datenbank als Grundlage für das handelnde Denkvermögen, den aktiven Teil, bereit.

Sofern ein Lebewesen eine gewisse Weisheit und Offenheit hat, hat es dank dem aktiven Teil die Fähigkeit zu philosophieren.

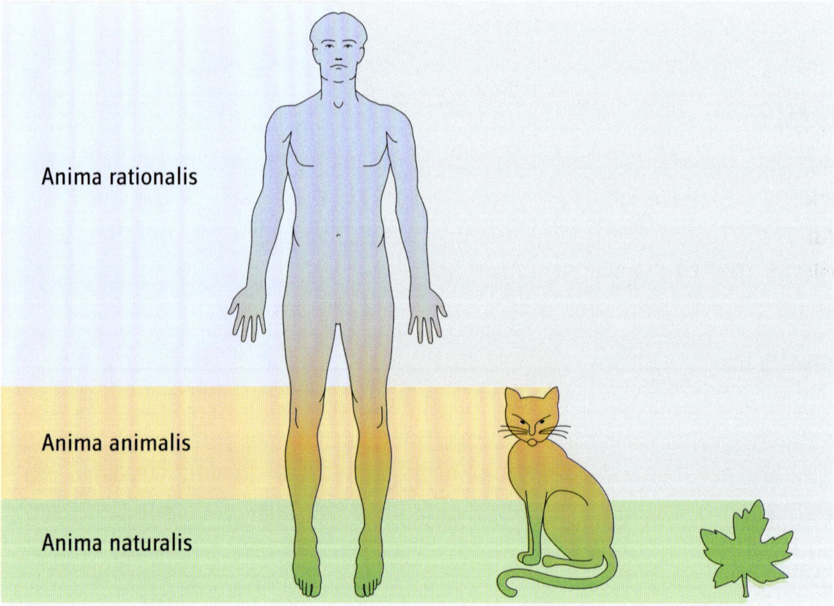

Abb. 6.1: Unterschiede der Anima-Bereiche von Lebewesen

Bewegungsauslösung

Die Anima rationalis gibt Impulse an die Bewegungssteuerung der Anima animalis. So kann auch sie willkürliche Bewegung „befehlen". Die Anima rationalis bedient sich also der Kraft und Eigenschaften der Anima animalis.

Unsere Reaktion auf Geschehnisse um uns herum wird ebenfalls durch die Animae animalis und rationalis gesteuert. Ständig neue Informationen aus dem Stoffwechsel (etwa, dass uns Eiweiß fehlt) und den Bildern aus dem Gehirn entscheiden darüber, worauf wir mit Begehren (haben wollen) oder mit Vermeiden (Schaden verhindern, Gefahr ausweichen) reagieren. Auch durch unsere Einschätzung der jeweiligen Situation wird die entsprechende Bewegung ausgelöst.

Das gilt nicht nur für bewusste oder instinktive muskuläre Bewegung, sondern auch für „Stoffwechselbewegung".

Entsteht in einem aktiven Gewebe das Defizit eines Stoffes, gibt dieses einen „Suchauftrag" aus, zum Beispiel in Form von Hunger oder Durst. Dieser Suchauftrag führt zu körperlicher Bewegung, der Mensch sucht in der Umwelt nach dem gesuchten Stoff, z. B. Fleisch.

Solche Entscheidungen werden in jedem Moment gefällt, von uns selbst, aber auch von der kleinesten Zelle im Organismus.

Unser Körper fordert, was er braucht. Sind unsere Instinkte nicht degeneriert, so meldet auch der Magen verlässlich, wann er welche Nahrung braucht – und wann er satt ist.

Im Volksmund hört man oft: „Ich habe mir eine Erkältung eingefangen." Diese Redensart impliziert wörtlich das „bewusste Einfangen", da sie einen gewissen Zweck erfüllt. In der Humoralmedizin sind manche Krankheiten tatsächlich durch eine „Funktion" erklärbar – beispielsweise entschlackt das Gewebe bei Fieber, und belastende Schlacken werden abtransportiert.

Facultas – Die Fähigkeiten der Animae

Aus den Animae gehen drei Facultas (lat. Möglichkeit, Fähigkeit, Kraft) hervor, die der Anima naturalis, der Anima animalis oder beiden zugeordnet sind. Die Anima rationalis benötigt keine eigene Facultas, da sie auch die der Anima animalis nutzt.

▶Tabelle 6.1 führt die drei direkt der Seele entspringenden Facultates auf.

Anima	Facultas
Anima naturalis	Facultas naturalis
Anima animalis	Facultas animalis
Anima animalis & naturalis	Facultas vitalis

Tab. 6.1: Animae und Facultates

Damit die verschiedenen Aufgaben im menschlichen Körper auch bis in die kleinste Zelle gesteuert werden können, bedienen sich zwei diese Facultates weiterer, untergeordneter Kräfte (▶Tab. 6.2).

Facultas animalis	Facultas naturalis
Unterscheidungsvermögen: Facultas discernendi	Hervorbringung: Facultas procreatio Umwandlung: Facultas immutatrix Formung: Facultas conformatrix
Erinnerungs- und Bewahrungsvermögen: Facultas conservatrix	Ernährung: Facultas nutritio Die vier dienenden Kräfte (vgl. folgender Abschnitt): Anziehende: Facultas atrahens Festhaltende: Facultas continens Kochende: Facultas concoquens Ausstoßende: Facultas expellens
Vorstellungsvermögen: Facultas fingendi	Wachstum: Facultas augendi

Tab. 6.2: Unterfacultates der Facultas animalis und naturalis

Virtutes ministrales: die dienenden Kräfte

Tabelle 6.2 hat uns gezeigt, dass der Facultas animalis und naturalis auch sogenannte dienende Kräfte oder Virtutes ministrales zugeordnet sind. Sie haben einen unmittelbaren Einfluss auf Körperfunktionen auf stofflicher Ebene. ▶Tabelle 6.3 zeigt die Eigenschaften der dienenden Kräfte genauer. Ihre Funktionen in den Stoffwechselabläufen einer Zelle zeigt ▶Abbildung 6.2 als Zyklus.

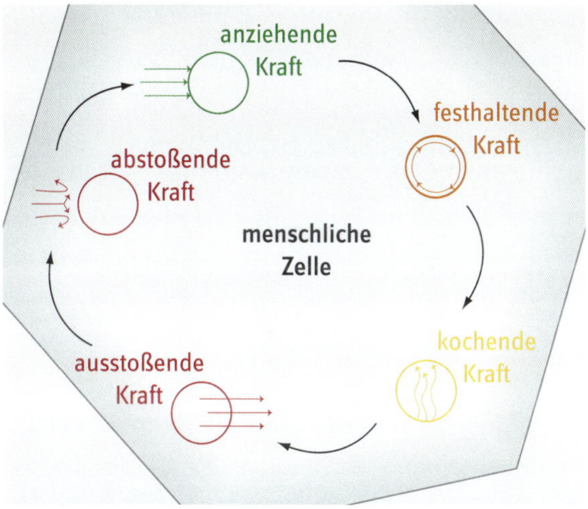

Abb. 6.2: Übersicht und Zusammenspiel der dienenden Kräfte

1. **Anziehungskraft, Attraktor:**
   Zieht benötigte, verwertbare (dem Körper ähnliche) Substanzen an.

2. **Abstoßungskraft, Resistenz:** Hält überflüssige, fremdartige und belastende Substanzen vom Gewebe fern. =[1] 5. **Ausstoßungskraft, Expulsion:** schafft Überflüssiges und Störendes aus der Zelle.

3. **Festhaltende Kraft, Retention:**
   Bindet Substanzen im Gewebe, damit sie verarbeitet (gekocht) werden können.

4. **Kochende, umwandelnde Kraft, Coction:**
   Führt den metabolischen Prozess, die Kochung, durch.

[1] Resistenz (2) und Expulsion (5) sind die gleiche Kraft, lediglich mit unterschiedlichen Aufgaben: Die eine ist „Türsteher" und kontrolliert den Einlass Zelle, die andere „Rausschmeißer" und sorgt dafür, dass Ungebrauchtes aus der Zelle abgestoßen wird.

Tab. 6.3: Die dienenden Kräfte, Virtutes ministrales

Störung der Kräfte. Ist der Organismus geschwächt, leiden zuerst Resistenz und Expulsion. D. h., der „Eintritt" in die Zelle geschieht unkontrolliert, und Reststoffe werden nicht entfernt. Dies führt zwangsläufig zu Stauungen innerhalb der Zelle, also einer Dyskrasie. Verschlimmert sich die Dyskrasie, schwächt dies auch die Anziehungskraft. Dadurch werden zu wenige Nährstoffe angezogen, und ein Mangel entsteht. Fällt eine der Kräfte im Zyklus aus, schwächt dies auch die anderen Kräfte im Zyklus – ein Negativkreislauf entsteht.

Die Kenntnis dieses Systems ist die Voraussetzung für eine erfolgreiche humoralmedizinische Therapie. Kennen wir die Schwächen des Kreislaufs, können wir individuelle Mängel von Patienten schneller erkennen und handeln. Geschwächte Menschen beispielsweise sollen viel Zeit draußen an der frischen Luft verbringen. So sind sie von Spiritus externum umgeben, den der Körper aufnehmen und zu Spiritus internum verarbeitet. Auf diese Weise stärkt er die Facultates und die vier dienenden Kräfte – der Negativkreislauf ist durchbrochen.

Lebenskraft: Vis vitalis

Die Seele gibt den Lebensplan vor, die Noten, nach denen der Organismus Mensch als „Orchester" spielen soll. Damit alle Zellen einen gemeinsamen Rhythmus finden, braucht man einen Dirigenten, der den Takt vorgibt und die Einsätze der Orchesterabteilungen steuert. Wer ist im Körper dieser Dirigent, und was ist sein Taktstock, mit dem er das ganze Orchester führen kann?

Der Dirigent. In der Humoralmedizin hat die **Vis vitalis** (Lebenskraft) die Funktion des Dirigenten. Sie wird genährt vom Spiritus influens, den wir aus unserer Umwelt über die Luft aufnehmen (Luftnahrung). Die Thymusdrüse wandelt diese in einen körpereigenen und somit von den Zellen verstandenen Spiritus (Spiritus internum) um. Der Spiritus internum bewegt sich sehr schnell im Körper.

Mit dem Spiritus internum als Taktstock erreicht der Dirigent das ganze Orchester und kann ihm das „Musikstück", den Lebensplan, vermitteln.

Um beim Bild des Orchesters zu bleiben: Der Mensch ist ein sehr großes Orchester. Deshalb benötigt der Dirigent drei verschiedene Taktstöcke, damit ihn alle Orchestermitglieder sehen und verstehen:

- Einen braucht er, um die Grund- oder Vegetativfunktionen des Körpers zu steuern, also z. B. Hunger, Durst, Stoffwechsel – also die Kochungen in den Zellen. Diese Aufgabe übernimmt der Spiritus naturalis. Er hat seinen Sitz im sogenannten Bauchhirn.

- Den zweiten Taktstock braucht der Dirigent für das Ordnungs- und Steuerungssystem im Körper. Dazu dient der Spiritus animalis. Sein Sitz ist im Kopfhirn.
- Mit dem dritten Taktstock wird der Rhythmus gesteuert. Er umfasst die Atmung, das Herz, die Säftebewegung, Irritabilität und Sensibilität. Diese Bereiche regiert der Spiritus vitalis mit Sitz im Brusthirn.

Vier Gehirne. Die Unterscheidung in drei verschiedene Hirne ist wahrscheinlich für viele Leser neu. Tatsächlich gibt es in der Humoralmedizin sogar vier Hirne. Vom Kleinbeckenhirn, das dem Bauchhirn zugeordnet wird, sprechen wir gleich.

Wir haben in Kopf, Brust, Bauch und Kleinbecken tatsächlich Nervengeflechte, die Steuerungsfunktionen übernehmen können – ähnlich der des Gehirns.

Noch ein letztes Mal im Orchester-Beispiel:

- Die Vis vitalis (der Dirigent) liest im Bauchhirn die Noten von der Anima naturalis ab und dirigiert mit dem Spiritus naturalis die entsprechenden Organe.
- Im Kopfhirn kommen die Noten von der Anima rationalis und werden vom Spiritus animalis in den Körper hinausgetragen.
- Im Brusthirn werden die Noten von der Anima naturalis wie auch von der Anima rationalis bereitgestellt und vom Spiritus vitalis verteilt.
- Im Hirn des kleinen Beckens werden die Noten der Anima naturalis gespielt. Hier hat die Vis vitalis jedoch Improvisationsfreiheiten, da es die Lebenserfahrung aller Hirne aufnimmt, um sie an die Nachkommen weitergeben zu können.

Spiritus – Die drei Hirne

Losgelöst von unserem Beispiel mit dem Orchester können die verschiedenen Hirne wie folgt beschrieben werden:

Spiritus naturalis

Das **Bauchhirn** ist der Stoffgeist mit „wässriger Natur", betrifft das Stofflich-Nährende und wird von der Leber aus über die Venen in den Körper verteilt.

Seine Aufgaben im Körper:

- Bildung der Humores
- Steuerung der Bildung, des Wachstums und der Reifung von allem, was mit dem Aufbau des Körperlichen zu tun hat
- Samenbildung, Fortpflanzung: Generatio (Humores generativa; Kleinbeckenhirn)
- Steuerung der fünf dienende Kräfte, der Virtutes ministrales

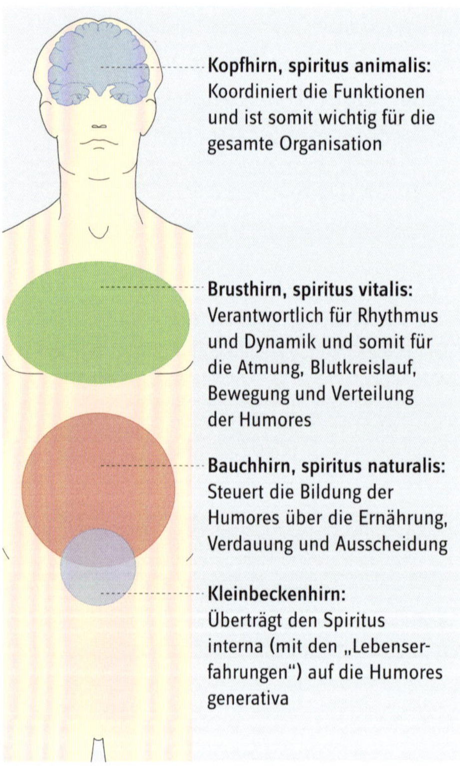

Abb. 6.3: Die vier Bereiche des Hirns

Spiritus vitalis

Das **Brusthirn** ist der Luftgeist, das Bewegende, Nährende und wird vor allem von der linken Herzseite aus durch die Arterien verbreitet.

Seine Aufgaben im Körper:

- Bewegung, Rhythmik wie Zirkulation, Atmung und Herzschlag
- Verbreitung der Wärme und der vitalen Feuchte
- rhythmisch fließende Ingestion, also das Ein- und Ausfließen der Luft beim Atmen und der Nahrung bei der Verdauung.

Die Aufgaben des Darms veranschaulichen den Unterschied zwischen den Spiritus:

- die Verdauungsfunktion ist die Aufgabe des Spiritus naturalis
- die Darmbewegung ist die Aufgabe des Spiritus vitalis.

Spiritus animalis

Das **Kopfhirn** ist der Seelengeist mit „ätherisch-feuriger Natur", das Bewegende, und wird über die Nervenbahnen verbreitet.

Seine Aufgaben im Körper:

- alle Hirn- und Nervenfunktionen
- Sinneswahrnehmung (sensitiv-afferente Funktionen): sehen, schmecken, tasten, riechen und hören
- efferente Nervenimpulse, betrifft bewegungsauslösende Befehle
- intellektuelle Funktionen wie Vorstellungskraft, Urteilskraft, Denkvermögen, Erinnerungsvermögen
- die Funktion des Sensus communis, des „Gemeinsinns" des Körpers, der im Unterbewusstsein alle Körperfunktionen und Organzustände wahrnimmt. Er reguliert alle vegetativen Funktionen und ist mit dem heute bekannten Hypophysen-Hypothalamus-Regelkreis zu vergleichen.

Die Bildung der Spiritus

Die Bildung der drei Spiritus baut aufeinander auf. Bleibt bei der Bildung des Spiritus naturalis genügend Energie, so kann auch der Spiritus vitalis entstehen. Ist der Spiritus vitalis gebildet und noch genug Energie übrig, so wird der Spiritus animalis produziert.

Alle diese Spiritus sind „S. interna", also körpereigene Spiritus. Sie entstehen aus körperfremden Stoffen: Die Luft der Erde reichert sich durch die Sonne mit Spiritus externus an. Nehmen Menschen diesen körperfremden Spiritus über Lunge und Haut auf, wird er als „Spiritus influens" bezeichnet. Lunge und Haut leiten ihn zur Thymusdrüse, wo er zu Spiritus internus umgewandelt wird. Über die linke Herzseite und Arterien verteilt er sich als Instrument der Animae im Körper.

Der Spiritus influens ist im wahrsten Sinne des Wortes die „Luftnahrung" des Menschen.

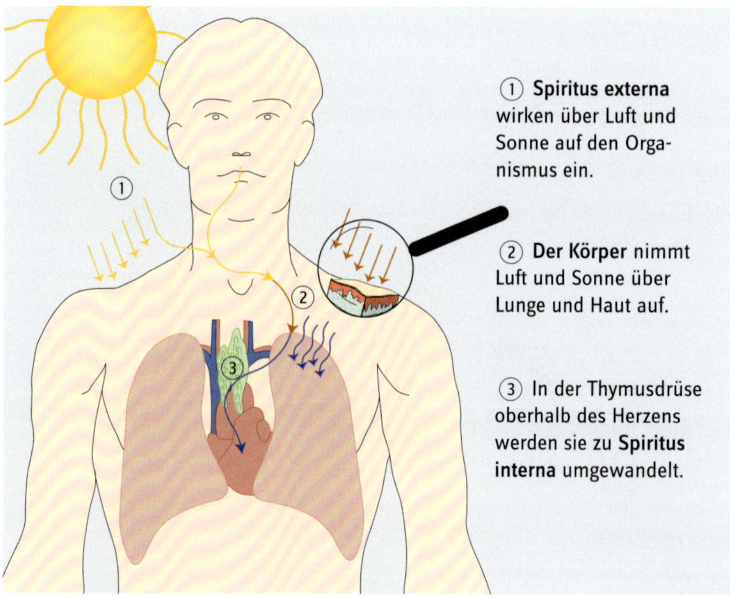

Abb. 6.4: Die Entstehung von Spiritus interna

Aus „Physik biologischer Systeme" von Siegfried Kiontke (München 2006, Seite 323 f.): Die Gesamtenergie, die ein durchschnittlicher mitteleuropäischer Mensch im Zeitraum von 24 Stunden abstrahlt, beträgt in etwa 7.500 kcal. Demgegenüber nimmt er durchschnittlich nur etwa 2.500 kcal über die Nahrung auf. Somit besteht zwischen Energieaufnahme und -abgabe eine Differenz von rund 5.000 kcal, die in irgendeiner Form ausgeglichen werden muss, damit der Mensch lebensfähig ist." Aus humoralmedizinischer Sicht kann die „Luftnahrung" diese Energiedifferenz ausgleichen.

Selbsttest

1. „Nach dem Essen sollst Du ruh'n oder tausend Schritte tun" – macht diese Redensart aus der humoralmedizinischen Perspektive Sinn? Begründen Sie Ihre Antwort.
2. Welche Anima reagiert wohl hauptsächlich auf Musik?
3. Welche der Animae hat einen starken Bezug zur Schilddrüse? Warum?
4. Warum benötigt die Anima rationalis keine Fakultas?
5. Sie haben sich sicher schon mal einen Schnupfen eingefangen. – Versuchen Sie zu erklären, was hinter dem Begriff „eingefangen" steht.
6. Die festhaltende Kraft (3. Kraft, Retention) ist schwach. Was hat dies ausgelöst? Was ist schon vorher im Körper passiert?

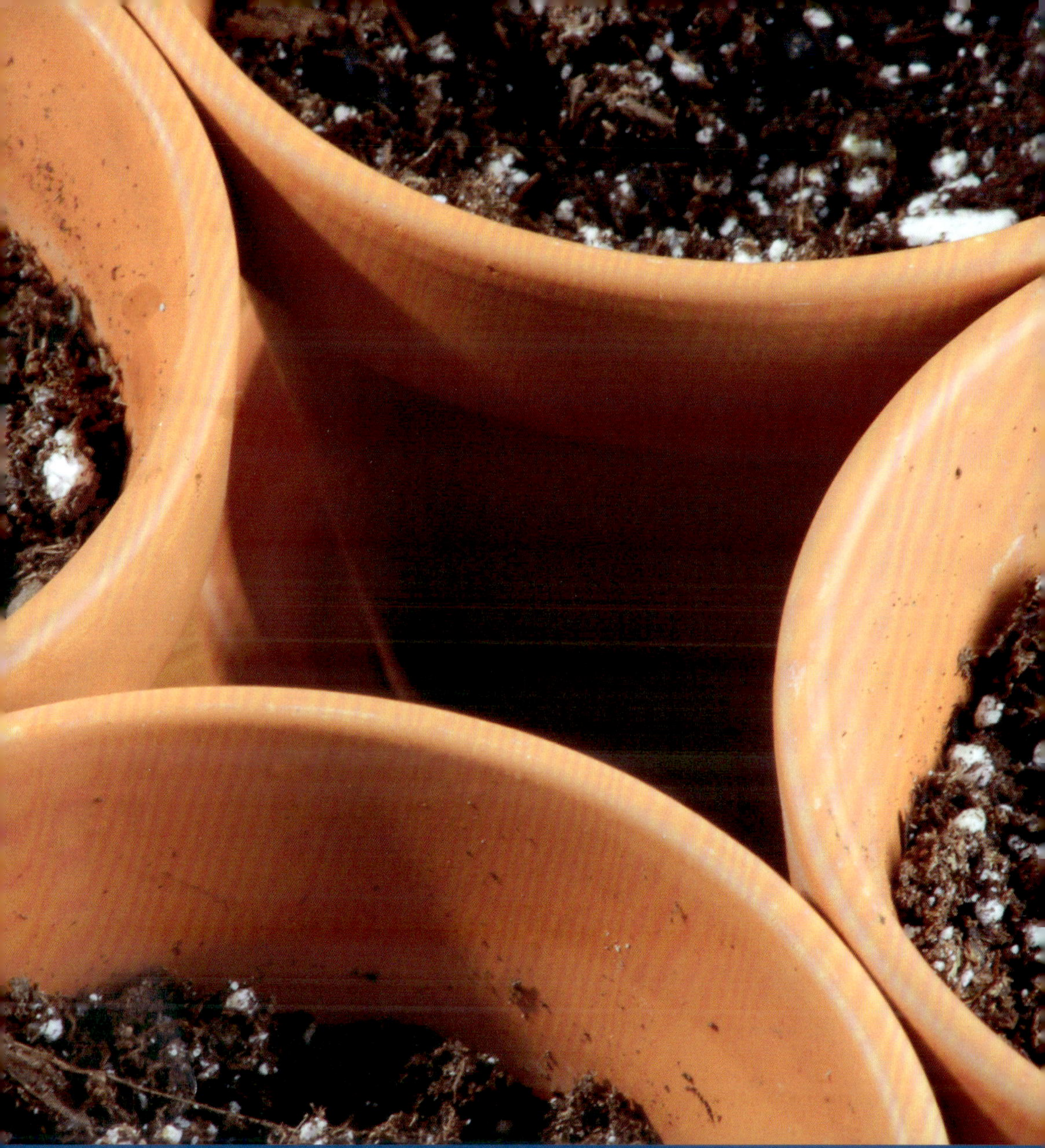

7. Eukrasie und Dyskrasie

Säfte im Gleichgewicht

Wir wiederholen noch einmal den Grundsatz der Humoralmedizin:

Alles beruht auf dem Mischverhältnis der Humores, die Gesundheit (richtige Mischung der Säfte = Eukrasie) wie auch die Krankheit (Fehlmischung der Säfte = Dyskrasie).

Ziel der Humoralmedizin ist es, die Eukrasie eines Organismus zu erhalten oder wiederherzustellen. Jeder hat seine eigene individuell „richtige" Mischung, sein eigenes optimales Eukrasiefeld – nicht nur der Mensch, sondern auch jeder andere Organismus.

Illustrieren wir dies anhand der vier Elemente. Eukrasie ist der Bereich im Elementenkreuz, in dem der Mensch gesund und vital ist und alle Körperfunktionen verfügbar sind. Öffnen wir nun das Kreuz für andere Lebewesen, um es mit dem Eukrasie-Feld des Menschen zu vergleichen. Dazu versuchen wir, neben den Menschen beispielsweise einen Skorpion und einen Fisch zu positionieren. Wir gehen dabei von unserer eigenen Wahrnehmung aus und setzen deshalb das Eukrasie-Feld des Menschen zentral (▶Abb. 7.1).

Die Abbildung zeigt, dass jedes Lebewesen seinen eigenen idealen Eukrasie-Bereich in den vier Elementen besitzt. Innerhalb dieses Bereichs laufen alle Funktionen des Organismus gesund und in der vorgesehenen Art ab: Der Mensch oder der jeweilige Organismus ist gesund.

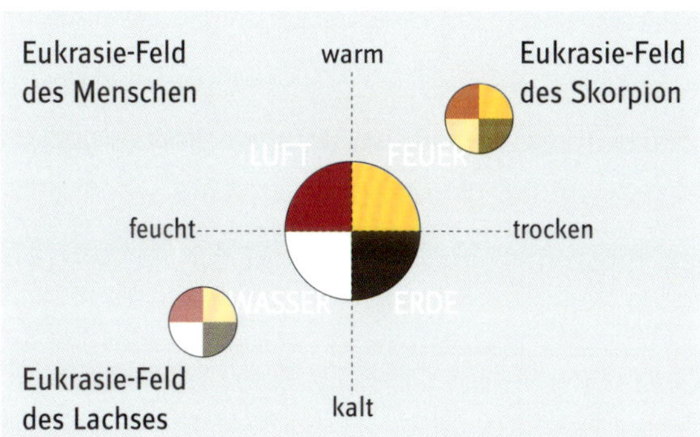

Abb. 7.1: Verschiedene Lebewesen und ihre Eukrasiefelder im Vergleich zum Menschen

Was die ▶Abbildung 7.1 zwischen verschiedenen Lebewesen (im Makrokosmos) darstellt, gilt auch für unseren Körper und unsere Organe (im Mikrokosmos). Die Leber eines Menschen hat einen anderen Eukrasie-Bereich als die Milz, die Lunge oder das Gehirn derselben Person. Diese Erkenntnis ist auch wichtig, um Dyskrasien zu analysieren und organspezifisch zu behandeln. Sie ist also die Basis der humoralmedizinischen Behandlung.

Die Zusammensetzung der Säfte kann sich quantitativ und qualitativ verschieben. Die Ursachen sind zahlreich. Einige Beispiele sind:

- schlechte Ernährung
- zu wenig oder zu viel Kochungsenergie
- unkontrollierte Hitze (Feuer)
- zu wenig Schlaf und dadurch zu wenig Regeneration für den Körper. Dies schwächt auch die dienenden Kräfte.

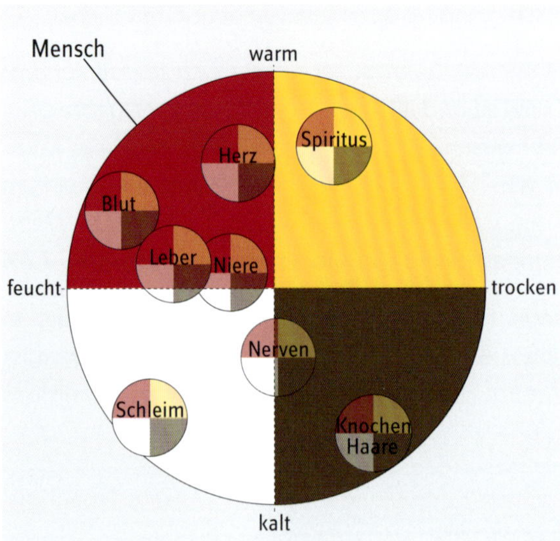

Abb. 7.2: Eukrasiefelder verschiedener Organe im Vergleich

Die Folgen einer jeden Verschiebung der Humoresverhältnisse in einen Bereich außerhalb der Eukrasie (unphysiologischer Bereich) ist also ein Dyskrasie-Zustand.

Um diesen richtig therapieren zu können, müssen wir auch die Ursache für die Verschiebung herausfinden.

Das Contraria-Prinzip

Die Dyskrasie wird nach dem Contraria-Prinzip behandelt. Das bedeutet: Hat ein Organismus zu viel Kälte und Feuchte, therapieren wir mit den Gegensätzen, setzen also Wärme und Trockenheit ein. Wir behandeln Kaltes mit Warmem, also stets mit dem entgegengesetzten Element (lat. contraria – entgegengesetzt), oder im Elementenkreuz mit dem gegenüberliegenden Element.

Es gilt für die Bestimmung des Contrarias zu beachten, dass nicht nur die Richtung, also ob eine phlegmatische, melancholische etc. Entgleisung vorliegt, sondern auch wie stark diese ist. Den aus „Sicht" einer starken phlegmatischen Dyskrasie, kann eine schwache phlegmatische Ausprägung bereits cholerisch wirken.

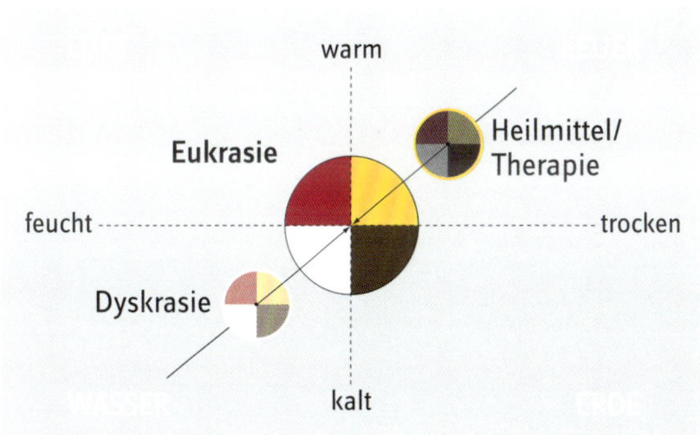

Abb. 7.3: Das Contraria-Prinzip

Selbsttest

1. Üben Sie mit dem Elemente-Kreuz, indem Sie die Milz darin platzieren.
2. Kann ein schwach cholerisch wirkendes Heilmittel (= leicht trocken und leicht warm) auch kühlend wirken?

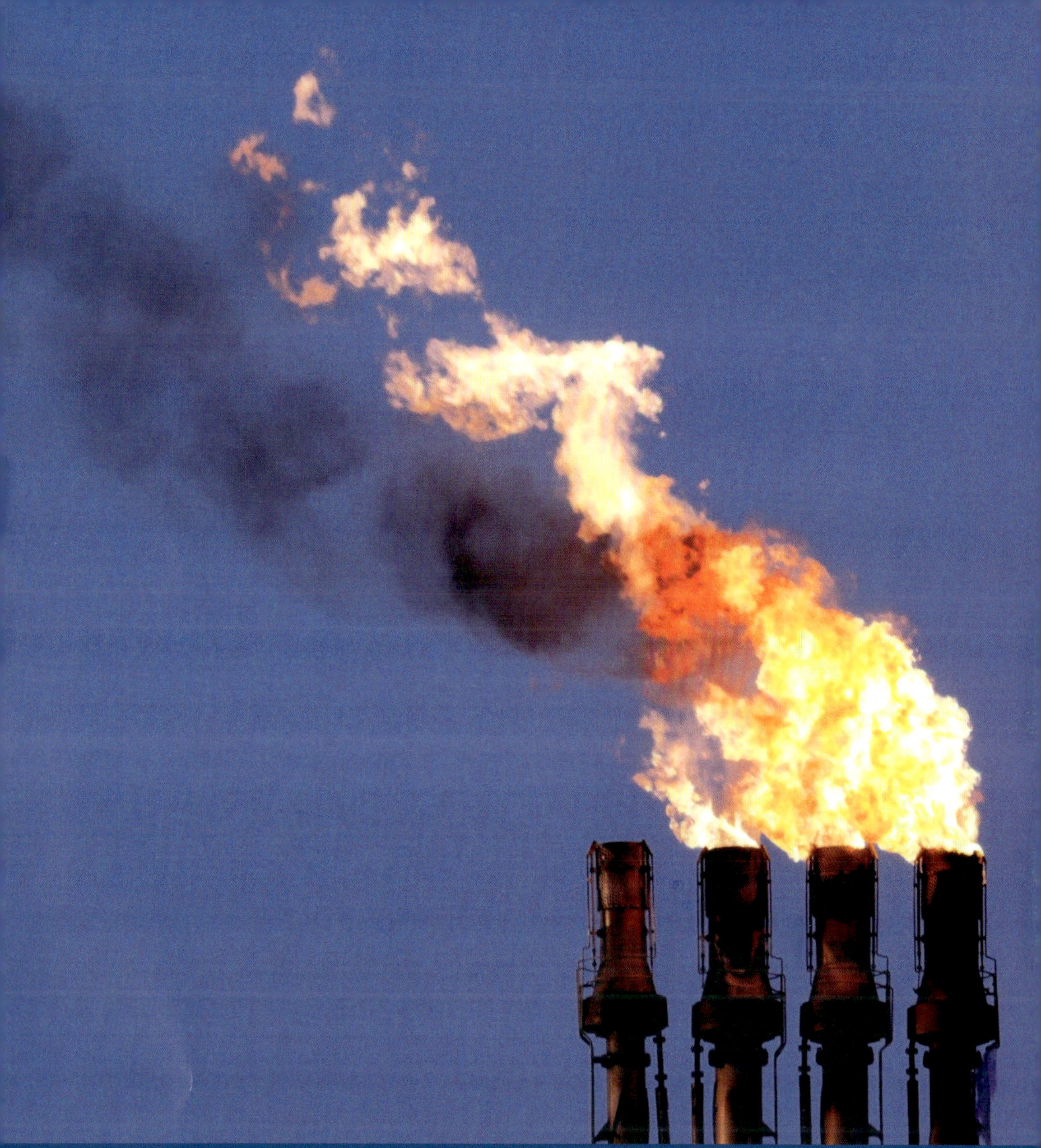

8. Die vier Temperamente

Das Temperament als Grundlage der Konstitution

Sie haben erfahren, dass es für den Menschen einen Bereich gibt, in dem er in Eukrasie lebt. Innerhalb dieses Bereiches gibt es verschiedene Gewichtungen, die unterschiedlich von den vier Humores beeinflusst sind (▶Abb. 8.1).

Der große Kreis ist der Bereich, in dem der Mensch in Eukrasie lebt. Die Kreise 1 bis 4 stehen für Menschen mit verschiedenen Grundausprägungen. Der Mensch, für den Kreis 1 zutrifft, verfügt über viel Chole und Phlegma. Bei einem Menschen mit der Säftezusammensetzung aus Kreis 2 überwiegt Chole stark, und es kommt nur wenig Phlegma vor. Trotz dieser unterschiedlichen Säftekombination sind beide Personen fit und gesund, denn sie leben in ihrer persönlichen Eukrasie.

Diese grundsätzlichen Ausprägungen bestimmen auch das Temperament der Menschen. Die Säfte nehmen also Einfluss auf das Verhalten und den Charakter eines Menschen.

Es gibt vier Grund-Temperamente. Jeder Mensch vereint alle vier in sich, jedoch in unterschiedlicher Ausprägung. Diese individuelle Ausprägung macht den Charakter eines Menschen aus.

Die Bezeichnung der Temperamente ergibt sich aus der jeweiligen Ausprägung der eukratischen Säftezusammensetzung. Sie heißen

- Sanguiniker (1. Kreis)
- Choleriker (2. Kreis)
- Phlegmatiker (3. Kreis)
- Melancholiker (4. Kreis).

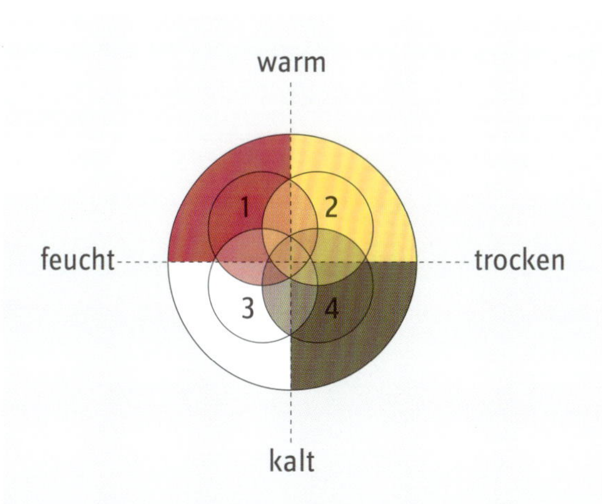

Abb. 8.1: Lage der Eukrasie bei den vier Temperamenten

Mit den Temperamenten oder Charakteren spiegeln sich die Eigenschaften der Humores und Elemente im gesamten Organismus des Menschen. Selten – fast nie – zeigt sich dabei ein „reines“ Temperament, also eine Person, die völlig mit Kreis 1, 2, 3 oder 4 übereinstimmt.

Das Temperament ist ein Organisationsprinzip und angeboren, es kann also nicht grundsätzlich geändert werden. Es beeinflusst Habitus, Charakter und die psychosomatischen Eigenschaften eines Menschen.

Wozu die Temperamente kennen?

Weshalb sollen Menschen nach den vier Temperamenten unterscheiden werden? Ein Patient mit phlegmatischer Ausprägung reagiert auf ein wärmendes, trockenes Heilmittel anders als ein Choleriker. Um humoralmedizinisch heilen zu können, müssen wir das Eukrasiefeld jedes Patienten individuell bestimmen. Erst dann können wir eine erfolgreiche Therapie nach dem Contraria-Prinzip beginnen.

Auch jede Krankheit nimmt je nach Temperament des Erkrankten einen unterschiedlichen Verlauf: Fieber beispielsweise steigen beim Sanguiniker schnell heftig an, vergehen aber schnell. Auch beim Choleriker steigt das Fieber schnell und heftig an, bleibt aber länger aktiv als beim Sanguiniker. Der Phlegmatiker entwickelt das Fieber eher spät und schwach, es hält dafür lange an. Beim Melancholiker tritt es sehr spät und unkontrolliert (ungewöhnliche, fehlerhafte Reaktionen) auf und macht ihm meist durch lange Nachwirkungen zu schaffen.

Dieses Beispiel verdeutlicht, wie wichtig es ist, in der humoralmedizinischen Praxis das Temperament des Gegenübers zu kennen. Erst dann können wir passende Heilmittel empfehlen.

Auf den nächsten Seiten möchten wir Ihnen die vier Temperamente vorstellen.

△ Der Choleriker

Stoffwechsel

- hitzig-hochgedrehter Stoffwechsel mit viel Chole-Kraft, neigt zu Überreaktion
- gesteigerte Irritabilität und Sensibilität → reagiert schnell und z. T. sehr stark auf Reize, auch „psychische", auf der Organebene
- guter Anabolismus und noch besserer Katabolismus; kaum Fettansatz
- kräftige und gute Verdauung und schnelle Darmpassage; häufig Hunger bis zum Heißhunger; hoher Bedarf an Proteinen
- Leber bildet viel Sanguis und eliminiert Chole → kühlt → bildet oft zu viel und zu scharfe Galle.

Physiologie

- Dominanz der Organe, die auf Reize reagieren (stark auf Optik ausgerichtet) → das linke Herz, Arterien, Muskulatur, befehlsgebende Nerven, Nebennierenmark, Schilddrüse → schnelle und kräftige Reaktion auf Stress, wird schnell verarbeitet.
- Blutausdehnung und -temperatur sind gesteigert; im Puls erkennbar → bei zu viel Hitze drängt das „heiße" Blut in den Kopf, Zornesröte.
- Hoher Tonus in allen Geweben → starke und elastische Muskeln, kräftiges Herz und Zirkulation mit guter peripherer Durchblutung. Neigt zu schneller und starker Schweißbildung.

Psyche

- temperamentvoll, freiheitsliebend, hilfsbereit, (zu) entschlussfreudig, hingebungsvoll
- vital, motiviert, mutig, willensstark bis zur Sturheit, auch bei offensichtlichen Fehlern
- ungeduldig, herrschsüchtig, rechthaberisch, jähzornig, zerstörerisch, eigennützig, nachtragend und tyrannisch
- ehrgeizig, stolz, vorangehend, fordernd – auch Suche nach Anerkennung bis hin zur Ruhmsucht
- gerechtigkeitsliebend.

Habitus

- große, breite, muskelbetonte Hände mit kräftigen, breiten Fingern
- breitschultrig, oft eher klein
- athletischer bis gedrungener Körperbau, schlank bis mager außer bei Bewegungsmangel
- straffe Muskulatur, sogar das Fett fühlt sich fest an; Fettansatz ggf. oberhalb der Gürtellinie
- breiter Thorax, Platz für kräftige Lunge und Herz
- aufrechte Haltung; fester, stolzer, dynamischer Gang mit flinken Bewegungen
- herzlich-warme Ausstrahlung mit hoher Präsenz
- neigt zu Wutausbrüchen und Gewaltanwendung.

Physiognomie

- kantiger, oft quadratischer Kopf
- Ohren mit angewachsenen Ohrläppchen
- kräftiger Hals mit ausgeprägter Nackenmuskulatur, „Stiernacken"
- dunkle, kräftige Haare mit z. T. widerspenstigen Haarwirbeln, oft starke Körperbehaarung und früher Haarausfall; hohe und eckige Stirn; kräftige bis wuchernde Augenbrauen bis über die Nasenwurzel
- große charakteristische Nase; großer Mund mit verbissenen Zügen und eine Betonung der Unterlippe
- gerötete (durch Kongestion, Blutandrang) und blasse (durch Gefäßkrämpfe durch überreizte Nerven) Hautstellen; schnelle Hautbräunung; trockene oder durch Schweiß feuchte, straffe und warme Haut mit vitalem Teint.

Pathologien

Typische Störungen der Humores

Die Störungen, die die Humores im Körper auslösen können, sind entweder eine

- quantitative Verschiebung: mengenmäßig zu viel oder zu wenig, oder eine
- qualitative Verschiebung: falsche Anteile oder schlechte Qualität der Säfte.

In beiden Fällen spricht man von Dyskrasie. Im Folgenden stellen wir einige typische Störungen dyskratischer Zustände für jeden Humor vor.

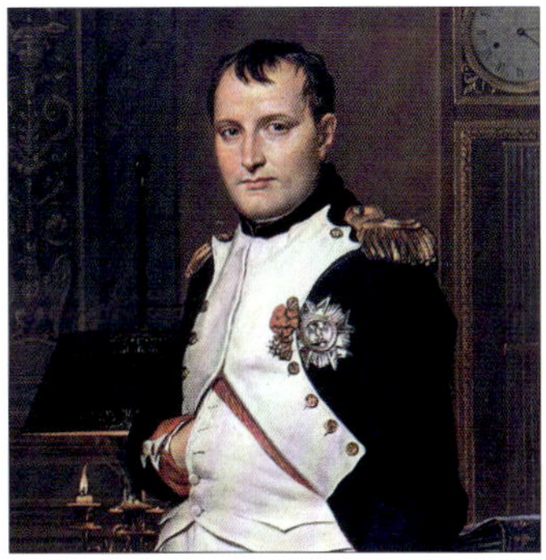

Abb. 8.3: Napoleon

- Krankheitsverläufe mit schnellen und heftigen Reaktionen
- gute Selbstheilungskräfte: überwindet die Krankheit aktiv, schwächt sich oft durch ungesunde Lebensführung: Stress, Reizmittel (Koffein, Tabak, Alkohol, etc.), scharfes und salziges Essen; unruhiger, kurzer Schlaf durch Überreizung, außer im Stress hohe Schmerzempfindlichkeit
- Neigung zu akuten, fieberhaften und (trocken-)entzündlichen Prozessen; manifestieren sich häufig in den Gelenken, Schleimhäuten, dem Mykoard und der Haut
- Neigung zu Stoffwechselübersäuerung, Muskelkrämpfen, Koliken in Nieren, Gallenblase, Blase, Darm und Gefäßen, Magenübersäuerung mit Reflux, Geschwürbildung im Magen und Zwölffingerdarm
- Hypertonie-Kandidat durch (zu) viel Energie im Kreislauf und Verkrampfung im venösen Gefäßsystem; dadurch auch Neigung zu Hämorrhoiden
- Zu viel Chole führt zu
  - trockenem Stuhl oder Durchfall (gallige Durchfälle)
  - Gefäßverhärtungen, Kongestion; Hirnschlag- und Herzinfarkt-Kandidat
  - Steinbildung, Verhärtungen von Sehnen und Bändern
- Verschlechterung nach 16.00 Uhr: dann ist die Dominanz des Adrenalins am höchsten und der Cortisolspiegel am tiefsten.
- Sodbrennen, Magenreizung, Magen- und/oder Darmgeschwür
- Hautausschlag, Hautgeschwüre, Pigmentstörungen, Akne, fleckige und
- gerötete Haut
- fiebrige Erkrankungen, eitrige Mandeln,
- Herzerkrankungen, Herzentzündung, Brustfellentzündung
- Schleimhautentzündung
- akutes Rheuma, vor allem Weichteile und Gelenke
- Neuralgien
- Organveränderung an Lunge, Leber und Nerven
- Hämorrhoiden, spastische Verstopfung, verkrampfte Gefäße (langfristig/
- chronisch)
- Erkrankungen des Blutes
- Übersäuerung des Körpers, Leber- und Gallestörung, Gelbsucht
- Hitzewallungen, übermäßiges Schwitzen, extreme Hitzeunverträglichkeit
- übermäßiger Hunger und Durst
- Gereiztheit, Rücksichtslosigkeit, Herrschsucht, Jähzorn, Gewalttätigkeit.

Typische Berufe

Choleriker findet man im Berufsleben oft als leitende Persönlichkeiten wie Manager, Politiker, Generäle und Kapitäne, als Pfarrer oder charismatische Künstler.

Bekannte Persönlichkeiten

- Napoleon Bonaparte, französischer Kaiser
- Frank Sinatra, amerikanischer Schauspieler und Sänger
- Margret Thatcher, englische Premierministerin
- Othmar Hitzfeld, deutscher Fußballtrainer

▽ Der Phlegmatiker

Stoffwechsel

- alle Funktionen laufen träge ab
- Stoffwechsel: Stoffwechselprodukte reifen verzögert oder unvollständig, beispielsweise wasserreiches, weißes Fett oder wässrige Körperflüssigkeiten wie Blut oder Lymphe
- langsame, produktive Verdauung; aufbauende Prozesse (Anabolismus) überwiegen die abbauenden (Katabolismus) deutlich
- der Phlegmatiker neigt wegen seiner eher trägen Lebensart zu Übergewicht.

Physiologie

- Das Lymphsystem ist dominanter als der Blutkreislauf. Sichtbar ist dies in einer verminderten peripheren Durchblutung z. B. an Händen und Füßen.
- Phlegma-Überschuss reguliert der phlegmatische Organismus über wässrig-schleimige Schleimhautsekretionen und wässrig-fettige Hautausscheidungen.
- Durch die Trägheit im Stoffwechsels sind andere Ausscheidungsprozesse (außer Haut und Schleimhaut) schwach. Die Körperflüssigkeiten sind deshalb dickflüssig. Das belastet die regulierenden Organe wie Lunge und Nieren.
- Die Gewebe lassen weniger Druck durch. Sie sind dadurch schwammig und gedunsen, die Muskulatur ist weich, schlaff und kraftlos.

Psyche

- geprägt durch Trägheit, reagiert langsam bis gar nicht auf äußere Impulse
- verfolgt seine Ziele in Ruhe, Beharrlichkeit und ruhiger Strebsamkeit; liebt das Gemütliche, Bekannte und Praktische
- ist ein Genießer und liebt den Müßiggang
- kann sich gut abgrenzen
- überrascht zuweilen mit einer kaltblütigen Besonnenheit und fundierten Urteilsbildung
- Unter Freunden ist der Phlegmatiker hilfsbereit, friedliebend, loyal und großzügig – sofern dies keine Anstrengungen von ihm verlangt. Darüber hinaus ist er gefühlvoll, tolerant und anspruchslos.

Habitus

- breite Schultern und Brustkorb; breite und undeutliche Taille
- untersetzt bis füllig; Fettansatzneigung im Unterleib
- klobige, dicke Knochen
- kurze, breite Hand mit eher wulstigen Fingern
- kalte, dicke, feuchte und fettige Haut mit blassem bis rötlichem Teint
- schlaffe, eher gebeugte Haltung
- träger, müder und schwerfälliger Gang.

Physiognomie

- runder Kopf und rundes Gesicht; kurzer „Stiernacken"
- niedrige Stirn, wulstige Augenbrauen
- breite Nase, großer Mund mit vollen Lippen.

Pathologien

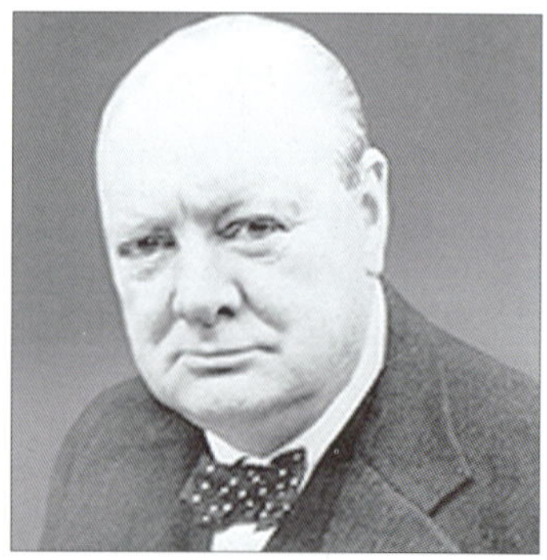

Abb. 8.5: Winston Churchill

- Träge in Krankheit und Genesung; reagiert nur wenig auf pathogene Reize
  - Krankheiten verlaufen langsam und hartnäckig. Häufig werden sie chronisch, da der Stoffwechsel nicht ausreichend Kraft für Heilungsprozesse hat
  - nur selten akute, hitzige Erkrankungen
  - typische Krankheitsbegleiter sind Schwäche und Atonie
- Wegen dominantem Lymphsystem und Schleimhäuten sind Erkrankungen und Störungen in diesen Bereichen häufig
  - Lymphstauung, Schleimhaut-Katarrhe, Wucherungen, Erschlaffungen und Hypertrophien der Haut und Schleimhäute
  - bei Hauterkrankungen wässrige, zähe und klebrige Sekrete
- Mangelnde Kochungsenergie: häufig Probleme in der Verdauung und den blutbildenden Organen
  - atonische Verstopfung im Wechsel mit Durchfall
  - mangelhafte Verdauungssäfte: Gärungen (Blähungen) und saures Aufstoßen
  - unvollständige Blutbildung: wässriges, „schwaches" Blut

  - Zirkulationsstockung im venösen und lymphatischen Bereich: Hämorrhoiden, Krampfadern, Lymphknotenstauung
- ungleichmäßiger, gestörter Kalziumhaushalt; diese Übersäuerung begünstigt rheumatische und gichtartige Krankheiten
- Wasseransammlung im Körper (Ödem), Tränensäcke
- Übergewicht, Fettsucht, Verdauungsschwäche
- Kreislaufschwäche, Durchblutungsstörungen, Hypotonie
- Erkältung durch Kälte und Feuchte, extremes Kältegefühl an den Extremitäten
- Verschleimung der Nasennebenhöhlen, Fließschnupfen, verschleimter
- Husten
- Lymphstörungen, lymphatische Leukämie
- übermäßiges Schlafbedürfnis, Lethargie, Trägheit und Bequemlichkeit, mangelnde Antriebskraft
- körperliche und seelische Verletzbarkeit
- mangelndes Selbstbewusstsein.

Typische Berufe

Typische Berufe von Phlegmatikern sind Poet, Maler, Komponist, Therapeut, Sozialarbeiter, Arzt und Berufe im Pflegebereich.

Bekannte Persönlichkeiten

- Winston Churchill, englischer Premierminister
- Helmuth Kohl, deutscher Bundeskanzler
- Ottfried Fischer, Schauspieler und Kabarettist

△ Der Sanguiniker

Stoffwechsel

Der Sanguiniker wird vor allem von den Keimdrüsen, der Schilddrüse und vom sympathischen Nervensystem gesteuert:

- aktiver, bewegter Stoffwechsel
- schnelle und effektive Funktionen, z. B. in der Verdauung, guter Nahrungsverwerter mit gesundem Appetit
- optimale Kochung mit guter Chylus- und Sanguisbildung
- gut gefülltes Blutsystem, am Puls spürbar; auffällige Blut- und Säftebewegung.

Hohe Irritabilität, aber vor allem Sensibilität:

- reagiert schnell und gut auf Reize und Situationen ohne Hang zur Überreaktion
- Ab dem Alter von ca. 40 entwickelt sich häufig Übergewicht mit einer femininen Fettverteilung (Polster v. a. an Hüften und Oberschenkeln).

Physiologie

- hohe Vitalität und robuste Gesundheit
- guter und erholsamer Schlaf → optimale Regeneration
- gut gefülltes, bewegtes Blutsystem → schnell wechselnder Puls, häufig Gesichtsröte als Zeichen von Gefäßreaktionen, v. a. in den Arterien → gut durchblutete Peripherie → dadurch warme, feuchte Haut
- Kräftiges Herz und Lunge:
  - im Organismus dominieren Kreislauf und Atmung
  - tiefe und schnelle Atmung
- gute Sekretionsleistung der Schleimhäute und Drüsen
- kräftige, straffe und tonische Muskeln.

Psyche

- hohe Sensibilität und gesteigerte Irritabilität: geschärfte Sinne, lässt sich schnell beeindrucken, wegen schneller Reaktionsfähigkeit spontan und belastbar, Stimmungen wechseln rasch. Der Sanguiniker hat ein empfindliches Gemüt, ist harmoniebedürftig und ausgleichend.
- rasche Auffassungsgabe, vergisst aber auch schnell → flüchtige Lernerfolge

- handelt trotz der guten Urteilskraft oft unüberlegt
- heiter, fröhlich und optimistisch mit guter Sozialkompetenz; fantasievoll und verträumt bis hin zu Hirngespinsten und Wahnvorstellungen
- gesellig und gesprächig, neigt zu Spott und liebt endlose Streitgespräche – auch Streitsucht kommt vor, braucht permanent Gesellschaft
- verkraftet Kritik und Misserfolg gut, ist nicht nachtragend, sorglos
- schnell zu entmutigen
- Neigung zur Unpünktlichkeit, Unzuverlässigkeit und Zügellosigkeit, kann zum Hedonismus führen.

Habitus

- kleiner bis mittelgroßer, muskulöser Körperbau mit eher kurzen Armen und Beinen
- wirkt durch den schlanken, sportlichen Körperbau dynamisch und jugendlich
- Kopf und Körper haben eine eher ovale Form
- sensible, kurze, eher schmale und muskulöse Hände mit kleinen Daumenballen und einfachen, geraden Handlinien
- weiche und warme Haut durch gute Durchblutung
- lebhafte, geschickte Gebärden.

Physiognomie

- lebhafte, glänzende und heitere Augen unter schmalen, geraden Augenbrauen
- kleine Ohren mit runden Ohrläppchen
- kleiner Mund mit wohlgeformten, roten Lippen
- vitaler, rötlich-rosiger Teint mit Neigung zur Gesichtsröte
- beim Mann z. T. ausgeprägte Körperbehaarung mit Neigung zu Kopfhaarverlust.

Pathologien

- Der Sanguiniker überwindet Krankheiten rasch und vollständig; schwächt sich aber oft durch exzessiven Lebensstil: überfordert die Kochung und die Verdauungsorgane, dadurch Spannungsverlust, Erschlaffung und Störung in der Zusammensetzung der Verdauungssäfte (kann zu Reflux führen) → Entgleisung des Stoffwechsels; hohe Blutwerte (Cholesterin, Fett, Blutdruck), Neigung zu Gicht.
- Symptome werden oft von Schilddrüse und Sympathikus geprägt. Symptome treten schnell und z. T. heftig auf, verschwinden dann aber schnell wieder. Typischerweise ändern sich Art und Ort der Beschwerden schnell → schwierige Diagnose. Erhöhter

Muskeltonus z. B. in Herz, Lunge, Darm und Gallenwegen, äußert sich in Muskelzittern oder -zucken bis hin zu nervöser Unruhe.

- Übersteigerte Sensibilität durch viel Feuer → empfindliche Sinne: lichtscheu, berührungs-, lärm- und geruchsempfindlich.
- Beeinflussung des ohnehin schon gut gefüllten Blutsystems → Neigung zu Blutergüssen, Blutungen, Besenreisern und starker Menstruationsblutung.
- Die gute Wärmebildung und erhöhte Irritabilität kann überborden → erhöhte Entzündungsbereitschaft besonders an Herz, Blutgefäßen, lymphatischem Gewebe, Nieren und Gelenken; rasche Fieberentwicklung.

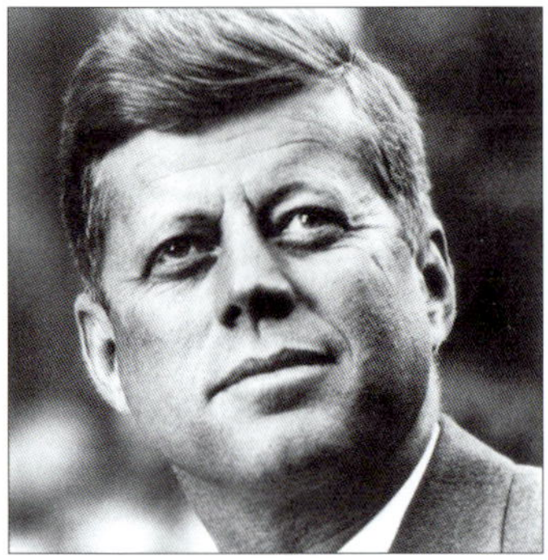

Abb. 8.2: John F. Kennedy

- Das Übermaß an Feuchte und Wärme im Blut drängt nach außen → Schleimhauterkrankungen; Katarrhe der Lungenwege. In Kombination mit erhöhter Muskelspannung bis hin zu spastischen Bronchitiden und Asthma → Hauterkrankungen mit Eiterbildung und übersteigerter Empfindlichkeit.
- Erkrankungen der Lunge und der Atemwege, Asthma, hyperkinetisches Atmungssyndrom
- Erkrankungen des Nervensystems, Hyperästhesie (Überempfindlichkeit der Sinnesorgane), hohe Schmerzsensibilität
- Muskelkrämpfe, Zähneknirschen, Zittern, Muskelzittern, Menstruationsbeschwerden, Gefäßkrämpfe (kurzfristig/akut), Gelenkbeschwerden
- Osteoporose und Kreuzschmerzen
- Hypertonie bis zur 2. Lebenshälfte
- hyperthyreotische Zustände
- trockener Husten
- Kopfschmerz, Migräne, Ohrensausen
- Blähungen
- Appetitlosigkeit, Abmagerung, ständiger Energiemangel
- rissige, trockene Haut, brüchige Fingernägel
- emotionale Schwäche, extreme Gefühlsschwankungen
- Schlaflosigkeit, Ruhelosigkeit, Abgespanntheit, Neurosen, Psychosen
- Unkonzentriertheit, Vergesslichkeit.

Typische Berufe

Sanguiniker arbeiten häufig als Lehrer, Journalisten, Kaufleute, Reiseleiter, Musiker oder Schauspieler.

Bekannte Persönlichkeiten

- Wolfgang Amadeus Mozart, Komponist
- Robbie Williams, Musiker
- John F. Kennedy, ehemaliger US-Präsident
- Louis de Funès, französischer Schauspieler

∇ Der Melancholiker

Stoffwechsel

- geprägt durch eine allgemein „verstimmte“ Reaktionslage = Dysenergie
- Sensibilität und Irritabilität sind verstimmt; meistens geschwächt bis zur Energielosigkeit: fehlerhafte Reizwahrnehmung und dadurch unangepasste Reaktionen
- Mangel an Wärme: mangelhafte und krankhafte Funktionsabläufe im bewegenden und umwandelnden Bereich; stoffwechsel- und Ausscheidungsprobleme führen zu schlechter Verdauung
- Trotzdem guter Appetit (der Zusammenhang wird später erklärt). Dadurch häufen sich Stoffwechsel-Schlacken wie Säure und Gifte im Körper an → Überreizung des Sympathikus durch Gifte → Schilddrüsen- und Nebennierenrindensystem sind überreizt → Reaktionslage durch Stresshormone gesteuert, überschießende, unangepasste und auszehrende Reaktionen.
- Mangel an Feuchte: trockenes Gewebe, zähflüssige Fluida; verminderter Gewebeaufbau und -regeneration
- Verlangen nach Reizstoffen und Genussmittel, viel Zucker, Kaffee und Alkohol. Reagiert stark auf diese Reize
- Kohlenhydrate liefern dem Melancholiker Sofortenergie und kurzfristige Feuchte, was die Stimmung aufhellen kann. Das führt zu Heißhunger auf Süßes. Die kurzfristige Feuchte wird von den Kohlenhydraten aus den Zellen entzogen und führt auf lange Sicht zu stärkerer Austrocknung → geringere Elastizität der Gewebe beeinträchtigen die Funktion z. B. des Herzens und der Gefäße.
- Schwächere periphere Durchblutung und Elimination über die Haut und Schleimhäute → schnell eintrocknende, zähe Sekrete, die ihre physiologischen Eigenschaften (Schutz, Befeuchtung und Enzymaktivität) verlieren. Deshalb empfindlichere Haut und Schleimhäute. Zusammen mit unangepassten Reaktionen ergibt sich daraus eine höhere Allergiebereitschaft.
- Alle vorangegangen Prozesse fördern das vermehrte Auftreten von Melanchole:
  - hohe Milzbelastung
  - hohe Melanchole-Ausscheidung in den Magen und dadurch Verdauungsprobleme wie Magenübersäuerung, Blähung, Lebensmittel-Überempfindlichkeit

Physiologie

- frostig und wärmesuchend, kalte Hände und Füße; empfindlich gegen trockene Kälte, z. B. Bise
- Organismus bindet so viel Flüssigkeit wie möglich → trockener, bröckliger Stuhl; durch mangelnden Gallenfluss lehmfarbig
- braucht mehr als die anderen Temperamente viel Flüssigkeitszufuhr
- eher ungenügender Luftaustausch in der Lunge durch zu trockene Schleimhäute → Verlangen nach frischer Luft und tiefer Atmung
- Eher kurzer, unerholsamer Schlaf. Der Melancholiker träumt oft schreckliche Dinge, die ihn dann lange beschäftigen. Er versucht, den Schlafbedarf mit kurzen Schlafphasen am Tag auszugleichen.
- Wegen fehlender Fettpolsterung Neigung zu Blutergüssen.

Psyche

- Die verschobene Sensibilität wirkt auch in diesem Bereich:
  - grübelt lange über Erlebtes nach, vergisst nicht und ist nachtragend
  - gute Körperwahrnehmung mit übertriebener Interpretation. Er hat Angst vor Krankheiten und nimmt sofort das Schlimmste an: ein wahrer Hypochonder.
- Pessimistisch, ängstlich und misstrauisch. Wirkt dadurch mitunter freudlos, sieht das Dasein als Last.
- Nachdenkliche, tiefgründige, verschlossene Persönlichkeit mit dem philosophischen Antrieb, den Sinn des Lebens zu ergründen.
- Entscheidet erst nach langem Abwägen, geht strukturiert vor, ist äußerst zuverlässig. Ist eine Entscheidung getroffen, ist der Melancholiker beharrlich bis stur. Er neigt zur Entwicklung von Spleens (engl. spleen = Milz) und Ticks.
- Versucht, emotionale Schwächen mit materiellem Besitz zu kompensieren. Das kann zu Geiz und Neid führen.
- Musik und Kunst ziehen ihn an, ebenso das Mystische, Okkulte und Esotherische.
- Ehrgeizig und geltungsbedürftig; pedantisch, nostalgisch und rachsüchtig
- Hat schwarzen Humor. Sein Zorn hält lange an.

Habitus

- hager und groß mit schmalen Schultern, eher schwächlich
- schmaler, flacher Oberkörper mit deutlich erkennbaren Schulterblättern; schmale lange Taille
- kalte, trockene, dünne, rauhe bis schuppige Haut mit fahlem Teint; bildet schnell Falten und dunkle Pigmentflecken
- dominanter Knochenbau, trockene Muskulatur mit hoher Spannung und Tendenz zur Schwäche; dadurch schlaffe, gebeugte Haltung und steife, langsame, ungelenke Bewegungen
- knochige Handgelenke und Hände; insgesamt schmal und lang; schmächtige Daumenballen, wenig ausgeprägte Daumenmaus als Zeichen der schwachen Lunge; harte bis spröde Nägel.

Physiognomie

- länglich-ovaler Kopf mit rechteckigem Gesicht; hohe gewölbter Stirn mit Querfalten und ausladendem Hinterkopf
- starre, ausdrucksvolle, stets kontrollierte Mimik; wirkt wehmütig oder ängstlich
- dunkle Haare; schmale, dünne und geschwungene Augenbrauen
- schmale Nase; große Ohren
- verbissen wirkender Mund mit schmalen Lippen.

Pathologien

Da schon geringe Verschiebungen oder Veränderungen der Säfte beim Melancholiker sehr schnell gesundheitliche Probleme auslösen, wurden viele Zusammenhänge, die zu gesundheitlichen Störungen führen, schon unter „Stoffwechsel" aufgeführt.

- Mangel an Feucht und Wärme:
  - tiefste Gesundheitsfähigkeit
  - starke Neigung zu chronischen, rezidivierenden und degenerativen Prozessen, v. a. in den Organen Leber, Magen, Milz, Pankreas, Herz und Därmen
- Das melancholisch geprägte System kann nur schwer und in kleinen Schritten verändert werden (verminderte Stoffwechselaktivität und Ausscheidung) → langwierige Behandlungen
- schwaches Immunsystem → anfällig für Infekte, besonders Mykosen wegen der unfunktionalen Haut

- Durch die Reizung des Nervensystems Neigung zu nervösen Organstörungen:
  - labile Einstellungen
  - Schwankungen des Blutzuckerspiegels, im System der Schilddrüse und in rhythmischen Systemen wie Lunge, Schlaf, Kreislauf oder Menstruation
  - Herzschwäche mit wechselhaftem, schwachem Puls; durch Gefäßverengungen Zirkulationsstörungen wie periphere oder zentrale Mangeldurchblutung oder weißer (unblutiger) Apoplex

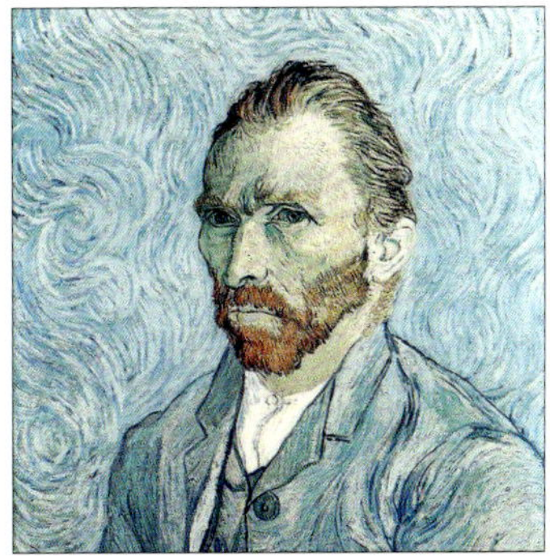

Abb. 8.4: Vincent van Gogh

- Verdauungsstörungen: häufig Verstopfung und Durchfall im Wechsel
- aufgrund der Infektanfälligkeit und Trockenheit oft Bronchitiden
- Störungen in der Steuerung der Drüsentätigkeit; insbesondere im weiblichen Fortpflanzungssystem → Probleme der Fruchtbarkeit oder während der Schwangerschaft
- Trockenheit und schlechte Regeneration:
  - Verhärtungen von Sehnen, Bändern, Gelenkkapseln und Gefäßen
  - degenerative Gelenkleiden wie Arthrose, Gicht und Arthritis.
- Verhärtungen und Verdickungen, verhärtete Gefäße, übermäßige Knorpelbildung, Gicht, Verkalkung, Ablagerungen im Gewebe, Verspannungen im Nacken und Schulterbereich
- Arthrose, Arteriosklerose, Multiple Sklerose
- Neigung zur Krebsbildung
- Verschlackung, Verstopfung
- gestörte Blutgerinnung (Energie fehlt), Thromben, Embolien
- Diabetes Typ I
- Neigung zu chronischem Krankheitsgeschehen, Immundefizite
- Spastizität der Lunge
- Juckreiz an Haut und Schleimhaut; Hühneraugen, Schwielen
- Schwerhörigkeit, Taubheit
- Depression; extreme Zurückgezogenheit
- Inflexibilität, Engstirnigkeit, Sturheit, Altersstarrsinn
- Hartherzigkeit, Gefühlsarmut, Besitzgier, Geiz, Neid.

Typische Berufe

Melancholikern begegnen wir häufig unter Finanzbeamten, Architekten, Gärtnern, Philosophen, Schriftstellern und Künstlern.

Bekannte Persönlichkeiten

- Rainer Maria Rilke, Dichter und Denker
- Ernest Hemingway, Schriftsteller
- Vincent van Gogh, Maler
- Franz Kafka, Schriftsteller

Selbsttest

1. Krankheitsbild Fieber: Welcher Krankheitsverlauf kann bei den vier Temperamenten grundsätzlich erwartet werden?
2. Halten Sie folgende Aussage humoralmedizinisch für korrekt? „Ein Mensch mit starker Dyskrasie Richtung Melancholie ist von Therapien mit feuchten und warmen Elementen überfordert. Für ihn kann schon ein Mittel, das schwach kalt und trocken ist, ausreichend sanguinisch sein."

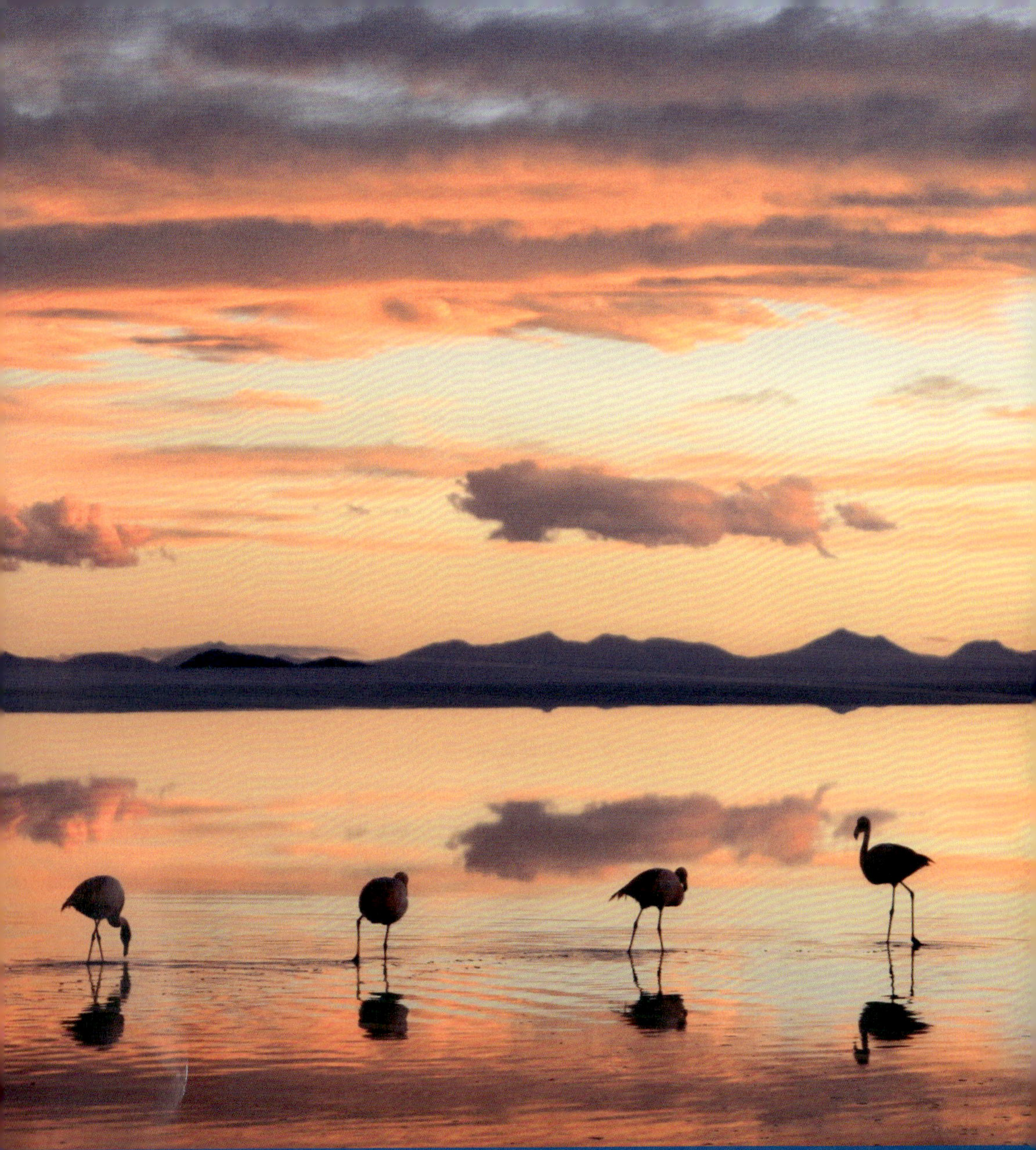

9. Humoralmedizinisches Denken und Krankheiten

Mit diesem Kapitel bringen wir Ihnen anhand einiger Beispiele näher, wie der Körper im humoralmedizinischen Modell funktioniert. Indem wir die Zusammenhänge in unserem Körper erkennen und verstehen, können wir auch die Ursache für Erkrankungen verstehen und Therapien ableiten.

Drei Organe und ihre „andere" Funktion

Anhand der drei Organe Lunge, Schilddrüse und Nieren möchten wir die humoralmedizinische Perspektive demonstrieren und sie vom schulmedizinischen Verständnis abgrenzen.

Die Lunge

- Ausgleichsgefäß bei Phlegma-Überfluss (s. Beschreibung in Kapitel 4): Entlastung des Gehirns, Abkühlung für das Herz. Als Sitz der eingeborenen Wärme benötigt das Herz eine Regulationsmöglichkeit, die ihm so zur Verfügung steht.
- Kühlender Effekt der Lunge: Das Blut ist vor der Lungenpassage (in der rechten Herzkammer) wärmer als nach der Passage, wenn es in der linken Herzkammer ist. Die Lunge ist auf eine gut funktionierende Milz angewiesen, damit der Gasaustausch funktioniert. Die Milz reguliert die Wasserverteilung in den Geweben und beeinflusst so auch die Feuchtigkeit der Lunge. Die Notwendigkeit dieses dünnen Wasserfilms auf der Lungenschleimhaut geht auf unsere evolutionäre Herkunft zurück. Schließlich waren wir vor vielen Generationen einmal Wasserlebewesen.

Die Schilddrüse

- Die Form der Schilddrüse erinnert an ein Wesen der Lüfte, den Schmetterling. Tatsächlich wird die Hormondrüse dem Sanguis-Prinzip zugeordnet. Sie sitzt an der Eingangspforte des Nahrungsweges, aber vor allem des Luftweges, in den Körper.
- Die Schilddrüse bekommt direkte Informationen über die Außenwelt und kann so die Innenwelt (besonders den Stoffwechsel) entsprechend anpassen, also je nach Bedarf steigern oder herunterfahren. Dazu beeinflusst sie die Rhythmen des Körpers wie Atmungs- und Herztätigkeit sowie den Grundumsatz des Zellstoffwechsels.

Die Nieren

- Entsorgung der unphysiologischen sauer-salzigen Melanchole
- Trotzdem sind die Nieren viel mehr als reine Ausscheider: Sie stehen auch sehr nahe zum Blut- und Nervensystem.
  - Ihren hohen Sauerstoffbedarf muss das Blut decken. Beim starkem Sauerstoffmangel kollabieren deshalb als Erstes die Nieren, dann das Hirn. Außerdem beeinflussen sie über das Hormon Erythropoetin die Bildung der Erythrozyten. Indem die Nieren den Wasser- und Mineralsalzhaushalt des Bluts regulieren, bestimmen sie auch die Fließeigenschaft und allgemein die Qualität des Bluts. Das Organ, das am meisten Sauerstoff benötigt, sorgt also auch selbst dafür, dass der Sauerstofftransport verbessert wird.
  - Den Bezug der Nieren zum Nervensystem zeigt ihre anatomische Nähe zum Rückenmark und ihr hoher Energiegehalt.
- Die Nieren werden auch als „spagyrischer Destillationsapparat" im Menschen bezeichnet: Sie können durch ihre Energie das Schwere, Belastende vom Leichten trennen und Schlechtes ausscheiden.
- Die Nieren sind also Beginn (→ Erythrozytenreifung) und Ende (→ verbrauchen sehr viel Sauerstoff) des Sauerstoffweges: ein Zyklus.

Das Funktionieren in Zyklen

Das Leben funktioniert zyklisch: Tag und Nacht, die Jahreszeiten, Menstruation, der Mondzyklus usw. Jedes Jahr kommt erneut der Frühling, und doch ist ein Baum nicht mehr derselbe wie im letzten Jahr. Er hat sich verändert, hat gelebt und erlebt. Natürlich spielt auch der Faktor Zeit eine Rolle, doch die Zyklen bleiben immer bestehen.

Die ▶Abbildung 9.1 zeigt, dass ein Zyklus immer wieder zum Ausgangspunkt zurückkehrt, im Leben dazwischen aber etwas „erlebt" und vielleicht verändert wurde. Die Zyklen bleiben, im Leben befinde ich mich aber idealerweise nicht mehr am selben Punkt.

Die Humoralmedizin vertritt ein zyklisches Weltbild. Alles verläuft zyklisch, und alle Punkte in einem Zyklus (Kreis) befinden sich somit in einer abhängigen Verbundenheit. Wer vermeintlich nur einen Punkt auf dem Kreis verändert, nimmt immer auch Einfluss auf andere Punkte des Zyklus. Jeder Punkt ist auch Anfang und Ende des Kreises, und Anfang und Ende beeinflussen sich immer auch gegenseitig.

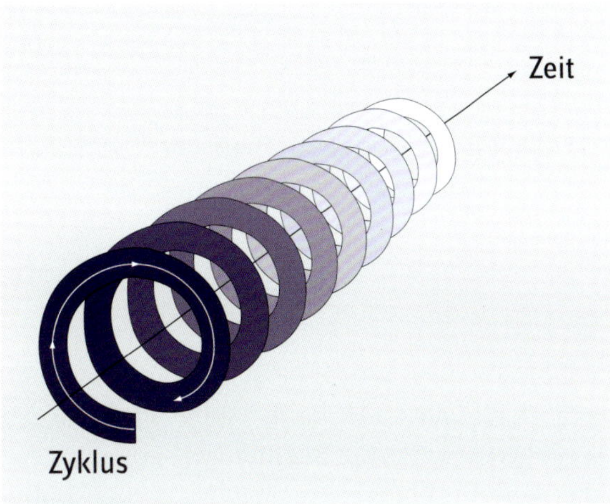

Abb. 9.1: Zyklus mit Komponente Zeit

▶Abbildung 9.2 zeigt die Entstehung von Hunger im Verständnis der Humoralmedizin als Zyklus. Beeinflussen wir den Zyklus an einer beliebigen Stelle, hat das unweigerlich Einfluss auf den ganzen Zyklus. Wenn wir uns vorstellen, dass dieser Zyklus mit anderen Zyklen verbunden und/oder in einen übergeordneten Zyklus integriert ist, verstehen wir, wie komplex unser Körper funktioniert. Eine Zelle ist nicht entweder nur gesund oder krank.

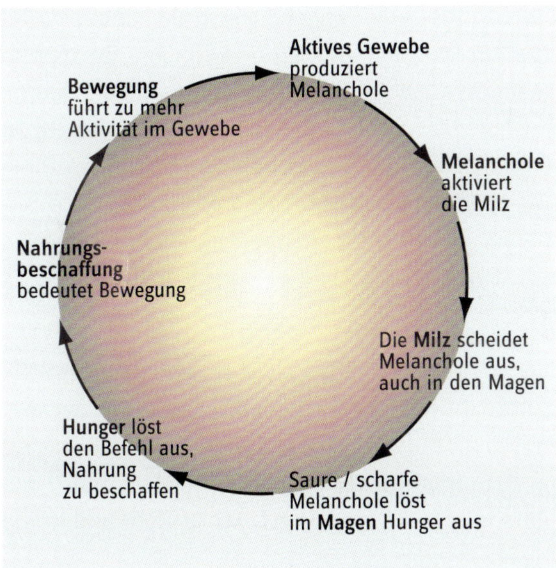

Abb. 9.2: Beispiel eines funktionalen Zyklus: Hungerentwicklung

Fallbeispiele

Zwei klassische Krankheitsbilder sollen verdeutlichen, wie die Humoralmedizin Erkrankungen erklärt.

Hysterie

Als „hysterisch" gelten überdrehte Personen, die völlig außer sich und in einem erregten Gemütszustand sind – was sie auch lautstark mitteilen. Der Pschyrembel unterscheidet drei Erklärungen. Die zwei neueren Definitionen beruhen auf Begriffen wie „psychogen" oder „psychisch", die alte Definition aber lautet: „Krankheitseinheit für demonstrativ-theatralisches Verhalten".
Ursprünglich stammt der Begriff aus der Humoralmedizin, genauer vom griechischen Begriff für Gebärmutter: Hystera.

Ingo Müller (siehe Literaturnachweis) definiert die Hysterie in seinem Buch „Humoralmedizin" als „ein Leiden mit vielfältigen Organstörungen, welche durch melancholische und bösartige, von der Gebärmutter aufsteigende Dämpfe hervorgerufen werden".

Die Hysterie geht demnach von der Gebärmutter aus. Ursache soll in der Gebärmutter zurückgebliebener Samen oder Menstruationsblut sein, das dann „verfault". Bei diesem Prozess entstehen schädliche Stoffe, die das Wurzelhirn reizen und dann an den Nerven entlang weiter zu den Gehirnen in den oberen Regionen aufsteigen. Die Reizung ist so stark, dass sie die Facultates (also die Werkzeuge der Seele) behindern und somit ein wichtiger Teil der Steuerung ausfällt. Je nachdem, wie weit die melancholischen, aggressiven Stoffe schon „aufgestiegen" sind, lösen sie im entsprechenden Hirn typische Symptome aus.

- Bauchhirn: Übelkeit, Appetitlosigkeit, Magengrummeln/Magenknurren
- Brusthirn: Atemfrequenz erhöht, Herz u. a. Symptome wie leichte Ohnmachtsanfälle
- Auf dem Weg ins Kopfhirn: Engegefühl im Rachenbereich mit Erstickungsängsten. Die Galenisten sprachen hierbei von der „Uteruserstickung".
- Kopfhirn: hysterischer Wahnsinn mit den oben beschriebenen Anzeichen oder nach Ingo Müller: „… Geschwätzigkeit, Jähzorn, Furcht und Angst. Schlafsucht und Koma sind möglich."

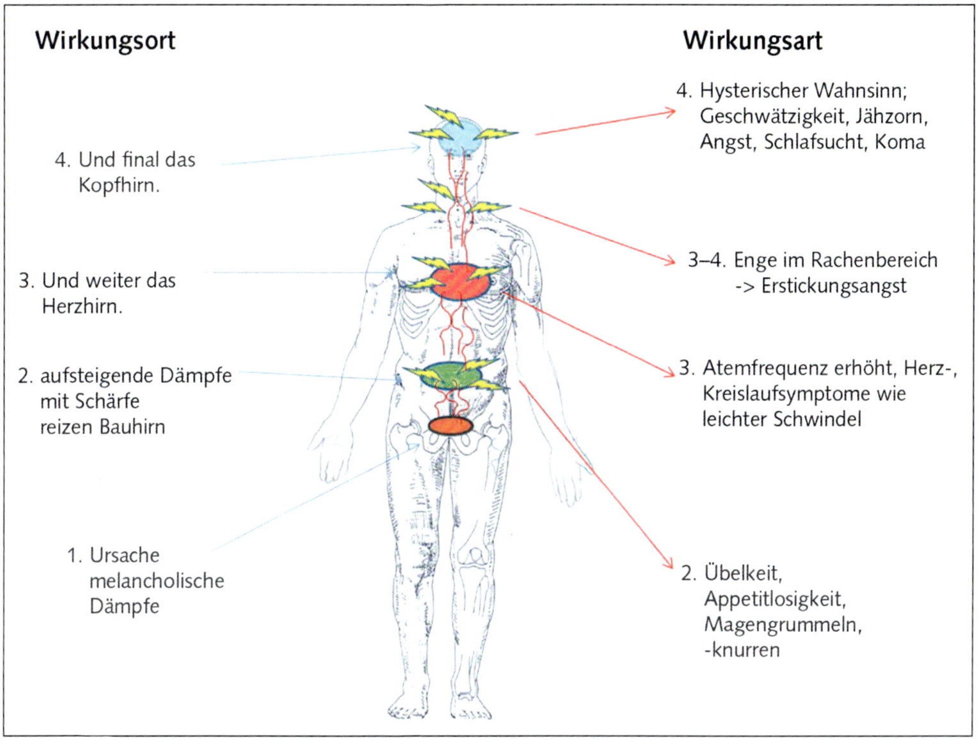

Abb. 9.3: Aufbauender Verlauf der melancholischen Hysterie

Die Humoralmedizin beschreibt bei der Hysterie also eine Krankheit, die fast im ganzen Leib Symptome hervorrufen kann, deren Ursache in der Gebärmutter liegen. Daraus ergeben sich für uns völlig neuen Behandlungs- und Diagnoseansätze:

- Wer eine gesunde Menstruation und ein individuell ausreichendes, gesundes Maß Geschlechtsverkehr (und somit eine bewegte Gebärmutter) hat, ist nicht auf die beschriebene Art hysterisch. Stichwort Gebärmutter: Natürlich kann die Hysterie, wie sie heute begriffen wird, auch bei Menschen ohne Gebärmutter vorkommen.
- Liegt eine Hysterie ohne in der Gebärmutter verbliebenem Menstruationsblut oder Samenflüssigkeit vor, kann sie von giftigen, reizenden Stoffen aus dem Stoffwechsel schlechter Säfte stammen.

Bei der Behandlung hysterischer Personen liegt das Augenmerk also stark auf dem Unterleib – ein interessanter Ansatz.

Hypochondrie

Heute verstehen wir unter einem Hypochonder einen Menschen, der, kaum dass er von einer Krankheit gehört hat, diese sofort selbst im schwersten Grad entwickelt – zumindest bildet er sich das ein. Sie ahnen es schon: Auch dieser Begriff wurzelt in der Humoralmedizin und beschreibt ein Phänomen mit klaren Ursachen, die sich mit Symptomen am ganzen Körper auswirken können.

Im Griechischen ist die Hypochondria die Gegend unter den Rippen. Ingo Müller („Humoralmedizin", siehe Literaturnachweis) definiert:

> *„Die hypochondrische Melancholie: Eine von schwarzer Galle im Oberbauch und aufsteigenden melancholischen Dämpfen herrührende Krankheit mit vielfältigen Organstörungen und stark depressiver Symptomatik."*

Bei dieser Krankheit kommt das pathologische Potential der Melanchole voll zum Tragen. Die Milz ist auch das am stärksten involvierte Organ. Daneben ist oft die Leber beteiligt, mit einer unausgewogenen, überhitzten Gelbgalle (Chole), außerdem der Magen mit einer ungenügenden ersten Kochung oder die Niere mit einer mangelhaften Elimination der Melanchole.

- Bauchhirn: Die melancholischen Eigenschaften entziehen dem ordnenden Prinzip Energie. Die Milz ist häufig geschwollen, aber nicht zwangsläufig: Die Melanchole lagert sich in manchen Fällen auch im Bindegewebe ab und „gärt" dort.
- Kopfhirn: Ähnlich wie bei der Hysterie kommt es durch die Ansammlung von Melanchole zu krankmachenden Stoffen, die bis ins Kopfhirn vordringen und dort zu den typischen psychischen Symptomen führen. Der Hypochonder ist beispielsweise sehr misstrauisch, grübelt viel und hat eine verschobene Wahrnehmung der Realität. Das führt mitunter zu nicht nachvollziehbaren Entscheidungen. Wird die Dyskrasie nicht geheilt, führen die melancholisch-toxischen Stoffe zu körperlichen Störungen wie Sinnesstörung von Gehör und Augen, Schwindel, Kopfschmerz und Schlaflosigkeit. Es droht starke Verwirrtheit bis zum Wahnsinn. Hier ist der Ansatz, Probleme „im Kopf" im Bauchraum zu untersuchen und zu behandeln.

Eigentlich benötigt die Erläuterung des Krankheitsbilds Hypochondrie viel mehr Raum. Wir möchten Ihnen mit diesem Einblick aber zumindest eine Vorstellung von humoralmedizinischem Denken bieten.

Selbsttest

1. Warum treten bei der Hysterie Symptome wie Furcht und Angst auf, obwohl ihre Ursache im Unterleib liegt?
2. Warum sahen Humoralmediziner früher in der Entfernung der Gebärmutter eine Heilmethode für die Erkrankung Hysterie?

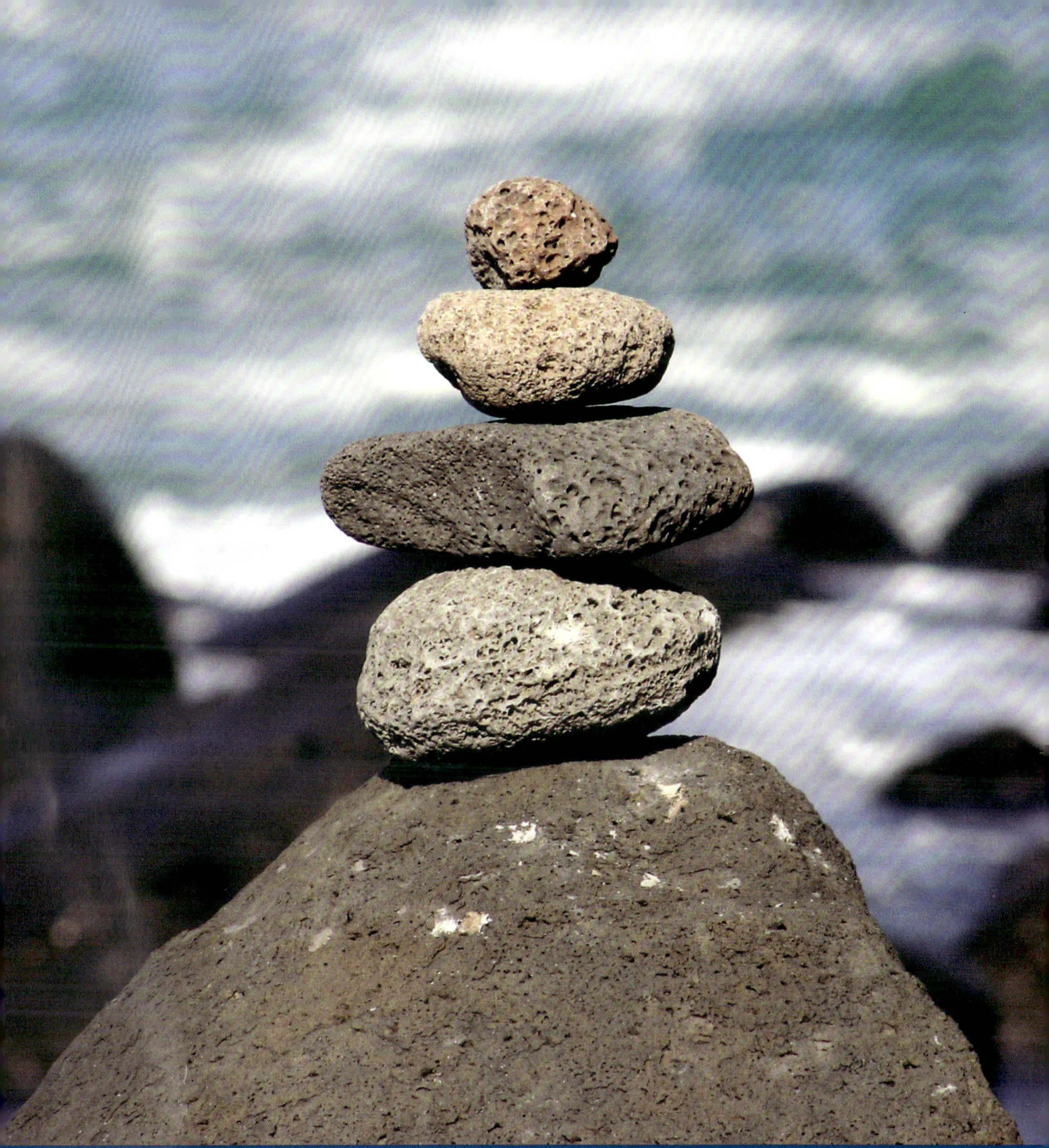

10. Geschmacksrichtungen und ihre humorale Bedeutung

Geschmacks- und Geruchsempfinden

Geschmack und Geruch spielen in unserem Leben eine wichtige Rolle. Der Geschmack hat unter anderem die Aufgabe, unsere Verdauungsorgane auf die Speisen vorzubereiten, die wir gerade zu uns nehmen. Kauen Sie beispielsweise stark kohlenhydrathaltige Speisen, teilt der Geschmackssinn das dem Vegetativum mit. Dieses löst folgende Prozesse aus:

- Die Bauchspeicheldrüse bildet vermehrt entsprechende Verdauungsenzyme wie Amylase oder Sacharase.
- Die Insulinproduktion steigt. Bei Bedarf wird Insulin an das Blut abgegeben, um den Blutzuckerspiegel unter Kontrolle zu halten.

Die Informationen des Geschmacks- und Geruchssinns verarbeitet das Gehirn. Sie sind also ein wichtiger Faktor bei der Steuerung der endo- und exokrinen Drüsen.

Die zwei Sinne sind darüber hinaus auch eine Art Frühwarnsystem. Auf sehr scharfe, bissige, unangenehme Gerüche reagieren wir, indem wir versuchen auszuweichen, etwa uns abwenden oder ins Freie gehen. Das nützt uns z. B. als Schutz vor giftigen Säuredämpfen. Ebenso beim Geschmack: Schmeckt uns etwas überhaupt nicht, etwa weil es sehr bitter ist, spucken wir es instinktiv aus. Tatsächlich weisen viele giftige Pflanzen einen bitteren Geschmack auf. Unser Geschmacks- und Geruchssinn bewahrt uns also vor gefährlichen Vergiftungen.

Schon im Altertum beobachteten Humoralmediziner, dass die verschiedenen Geschmacksrichtungen in unserem Körper unterschiedliche Reaktionen und Effekte auslösen. Die Gelehrten entwickelten daraus den Ansatz, den Geschmack von Substanzen zu kategorisieren und als Heilmittel einzusetzen. Im Folgenden wollen wir einen Überblick über ihre Erkenntnisse liefern.

Übersicht über die Geschmacksrichtungen

Allgemein spricht man von fünf Geschmacksempfindungen: süß, sauer, bitter, salzig und fettig. In der Humoralmedizin unterscheiden wir neun Geschmacksrichtungen (▶Tab. 9.1). In der Natur existieren in der Regel Mischformen und selten „reine" Geschmacksrichtungen. Die meisten Pflanzen werden mehreren Geschmacksrichtungen zugeordnet. Diese Mischungen haben andere Effekte als die reinen Geschmacksrichtungen.

Geschmack	Beispiele	Eigenschaften
scharf	Engelwurz, Kalmus, Pfeffer, Wermut	fördert innerlich die Durchdringung und den Säftefluss, da er öffnend und verdünnend wirkt zieht äußerlich Säfte an die Oberfläche und lockert sie
sauer	Sauerampfer, Essig, Brombeere, Johannisbeere	wirkt innerlich durchdringend stärker als der scharfe Geschmack stößt äußerlich die Säfte in die Tiefe zurück
fett	Butter, Sonnenblumenöl u. a.	befeuchtend und nährend erweichend und erschlaffend
salzig	Löffelkraut, Steinklee, Salz	Trockenheit: zieht „leichte" Schlacken an und wirkt so reinigend und schützend reizt leicht
herb	Weißdorn, Ringelblume, unreife Früchte	Zurückdrängen und Abstillen von Flüssen wie z. B. beim Durchfall oder bei nässenden Wunden
süß	Eibisch, Feige, Anis, Holunder, Honig	ähnlich Fett, jedoch weniger auflockernd und mehr glättend schmerzstillend fördert Kochung und Eiterbildung
bitter	Wermut, Enzian, Tausendguldenkraut, Schachtelhalm	reinigend und öffnend in Blutgefäßen roborierend Überfluss kann Geschwüre hervorrufen, „nagen"
widerlich herb	Kichererbse	verdichtend, verdickend, verengend, zusammenschnürend regt die Narbenbildung an intensivere Wirkung als herbe Stoffe
neutral	Getreidemehl	verstopfend, verschmierend, glättend, klebend

Tab. 9.1: Übersicht über die Geschmacksrichtungen. Nach Ingo Müller (1993): Humoralmedizin.

Bitterer Geschmack

Anhand eines Beispiels möchten wir zeigen, was eine Geschmacksempfindung in unserem Körper bewirken kann.

Wirkung

Wärmend. Viele giftige Substanzen haben in ihrer Urform, z. B. als Inhaltsstoff einer Pflanze, einen bitteren Geschmack. Schmecken wir etwas Bitteres, nimmt unser Körper instinktiv eine Vergiftung an. Der Adrenalinstoffwechsel steigt und wirkt wärmend.

Lang anhaltend. Bitter schmeckende Stoffe sind in der Regel von einer Schicht Melanchole umhüllt, die zuerst verdaut werden muss. Sie wirken deshalb verzögert, aber lange anhaltend im Körper. Scharfe Stoffe hingegegen – stellen Sie sich Chilisoße vor – wärmen sehr schnell. Dafür hält ihre Wirkung nicht so lange an. Aber Vorsicht bei der Anwendung bitterer Stoffe in der Therapie. Die starke und lang anhaltende Wirkung des Bitteren kann auch falsch eingesetzt werden.

Entgiftend. Beim Kontakt mit bitteren Substanzen steigert der Organismus die Sekretion der Schleimhäute, um die vermeintlich giftigen Substanzen möglichst schnell auszuspülen und abzuwaschen. Diesen Effekt kennen wir vom Fließschnupfen beim Zwiebelschneiden. Auch die Sekretion der Verdauungssäfte wird angeregt, denn die unerwünschte Substanz soll entweder schnell den Magen und Darm passieren oder durch die Verdauung unschädlich werden. Es ist natürlich nicht vermeidbar, dass trotzdem kleine Mengen der „giftigen" Stoffe resorbiert werden. Darauf reagiert der Körper mit einer stärkeren Entgiftung durch die Leber und regt den Gallenfluss an.

Klärend. Zusätzlich wird die abstoßende Kraft (Kraft 2 der dienenden Kräfte) angeregt. Sie treibt belastende Stoffe an die Peripherie zur Ausscheidung – über Haut (Schweiß), Schleimhaut und Nieren, der Klärstrom wird angeregt. Das reinigt und stärkt das Gewebe, und das Energiepotential des Stoffwechsels steigt.

Stärkend. Dank dieser Klärung wird das Gewebe durch einen erleichterten Nährstrom besser versorgt. Das steigert die Regeneration unserer Körpers, er wird aufgebaut und lang anhaltend tonisiert, gestärkt, roboriert.

Kühlend. Bei hohem Chole-Gehalt kann bitter auch kühlend wirken. Die angeregten Prozesse im Körper entfernen reizende Stoffe, die den Körper cholerischer machen. So kann der Organismus in seine physiologische Temperatur zurückkehren → einsetzen, um Fieber zu senken.

Beruhigend. Bitteres wirkt durch die Entgiftung auch besänftigend → einsetzen bei cholerischen Zuständen und Cholerikern allgemein abschwellend. Bitteres wirkt abschwellend und erweichend, denn es fördert den lymphatischen und venösen Abfluss und öffnet die Porengänge der Haut. Dadurch kann sich ein unphysiologischer Flüssigkeitsdruck ausgleichen → einsetzen bei hypertrophen lymphatischen Konstitutionen.

Außerdem: Stoffwechselsteigernd bei Patienten mit trägem Stoffwechsel. Bitterstoffen wird übrigens eine wurmtötende Wirkung nachgesagt.

Nebenwirkungen

Bei zu langer Anwendung wirkt Bitteres durch die stete Anregung des Stoffwechsels austrocknend und dadurch aufrauend, z. B. der Haut und Schleimhäute. Der Energieverbrauch steigt durch den erhöhten Stoffwechsel, das braucht die Vorräte nährender Stoffe im Körper auf und kühlt ihn aus. Bei Überdosierung droht wegen der starke Anregung der Sekretion und der Motorik Brechreiz.

Unsere Sinnesorgane nehmen ihre Reize über einen Flüssigkeitsfilm auf, zum Beispiel Tränenfilm, Innenohrflüssigkeit, Feuchtigkeit der Zunge. Wenn diese Flüssigkeiten durch eine starke Austrocknung abnehmen, beeinflusst dies auch unsere Sinne, und es kommt zu Sinnestäuschungen (z. B. Sehstörungen, Tinnitus).

Wechselwirkungen

Wie reagieren Geschmackrichtungen untereinander?

Bitter und süß: Wenn wir Bitteres mit Süßem mischen, mäßigt dies die Wirkung des Bitteren. Das können wir ausnutzen, um eine zu starke Wirkung des Bitteren zu vermeiden. Auch ein energiearmer Magen verträgt Bitteres in der Regel dann gut und löst keinen Brechreiz aus. Dass dieses Wissen auch in der Praxis angewandt wird, zeigen uns Produkte wie bitterer Kräuterschnaps oder Absinth.

Bitter und fett: Fettige Substanzen werden verträglicher.

Bitter und scharf: Aromatische, scharfe Substanzen mäßigen die Bitterstoffe. Die intensive Wärme der Scharfstoffe verkürzt die Wirkungsdauer der Bitterstoffe.

Selbsttest

1. Kennen Sie einen Tee, bei dem die gewünschte Wirkung explizit vom Geschmack ausgeht?
2. Welche körperliche Reaktion erwarten Sie von Speisen, die öffnende und verdünnende Eigenschaft besitzen?

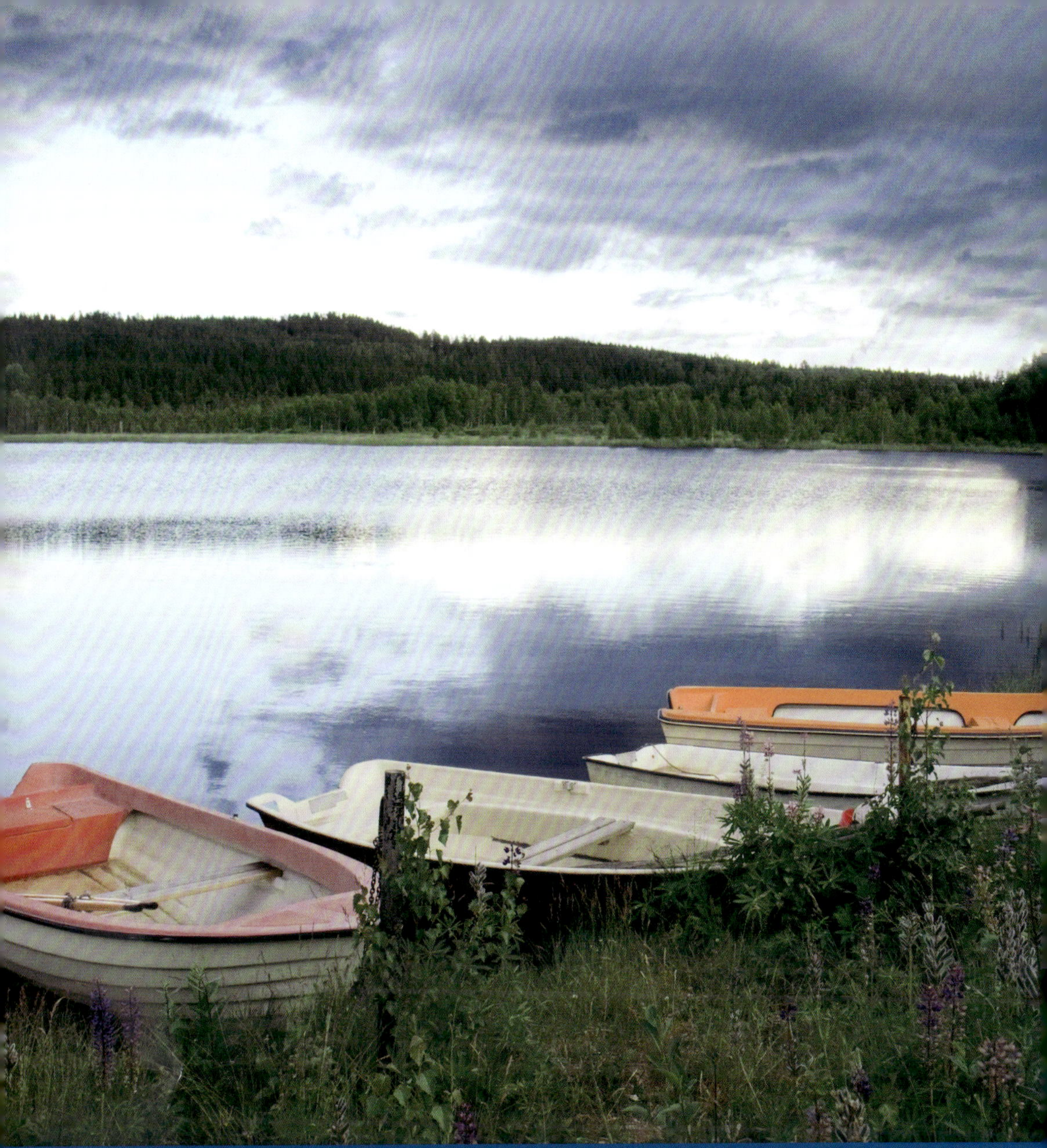

Anhang

Nachwort

Die zwei Fallbeispiele Hysterie und Hypochondrie zeigen, dass die Humoralmedizin nie nur ein Organ oder gar eine Zelle isoliert betrachtet, sondern immer die Zusammenhänge und Verknüpfungen mit anderen Prozessen sucht und berücksichtigt.

Bei der humoralmedizinischen Diagnose – z. B. Pulsmessung, Antlitz- oder Irisdiagnostik, Palpationen – suchen wir nach Hinweisen auf Funktionsstörungen, ohne dabei den Bezug zu den Organen zu verlieren.

Der Humoralmediziner nimmt eine vergrößerte Milz zunächst als Milzschwellung war. Er behandelt diese aber nicht nur an der Milz selbst, sondern versucht auch herauszufinden, was die Ursachen der Erkrankung sind. Mit ausgleichender Therapie versucht er, die Funktionen wieder „ins Lot" der Säfte zu bringen. Ziel ist dabei stets die Eukrasie, die Harmonie der Säfte.

Die Humoralmedizin ist die Umsetzung der Vier-Elemente-Lehre im menschlichen Körper. Die vier Elemente sind in allen Dingen. Dadurch können wir auch alles in Bezug zueinander setzen. Wir können:

- feststellen, in welche Richtung eine Krankheit die Eukrasie in die Dyskrasie verschiebt.
- verstehen, welche Therapien, Heilmittel, Nahrungsmittel etc. in welche Richtung korrigierend wirken.
- unsere Umwelt in direkten Bezug zu unserem Temperament und zu unserem Körper setzen.
- ableiten, welche Diaita (Lebensführung) die beste für uns ist.

Die heutige Medizinforschung dringt in immer noch kleinere Bereiche vor und bringt viele neue Erkenntnisse hervor. Diese beantworten das „Wie", nicht aber das „Warum" einer Erkrankung. Es ist zweifelsfrei hilfreich, die Mechanismen des Körpers zu kennen.

Noch hilfreicher ist es aber, zu wissen, wer sie steuert – und da ist sicher viel mehr, als wir mit Geräten messen können.

Die Humoralmedizin bietet Antworten auf das „Warum" einer Krankheit. Sie betrachtet den Menschen nicht als „Ansammlung von Zellen", sondern als eine Einheit innerhalb eines großen Ganzen, mit mehr als der einen, tastbaren Ebene.

Verknüpfen wir in Zukunft das Wissen über das „Wie" mit dem Wissen über das „Warum", kann eine Medizin entstehen, die sehr viel Kraft in sich birgt und vermitteln kann.

Wir laden Sie ein, das Gelesene im Alltag spielerisch umzusetzen. Versuchen Sie, Ihre Mitmenschen den vier Temperamenten zuzuordnen und damit Verhaltensweisen zu erklären.

Machen Sie das Gleiche mit sich selbst. Das kann in zwischenmenschlichen Beziehungen sehr hilfreich sein.

Wagen Sie sich daran, gesellschaftliche Strömungen oder auch Jahrzehnte den vier Elementen zuzuordnen.

Gehen Sie dann einen Schritt weiter und wenden Sie humoralmedizinisches Denken bei gesundheitlichen Problemen an. Stellen Sie sich die Frage, wie die Dyskrasie zustande kommt. Gründet sie in einem reinen Humoresungleichgewicht (und in welche Richtung tendiert die Dyskrasie?), oder hat auch die Qualität der Säfte Einfluss?

Uns ist es wichtig, dass Sie die Humoralmedizin als ganzheitliches Denkmodell verstehen, in dem es praktisch nie um eine einzige Zelle oder ein einziges Organ geht, sondern stets um Zyklen und Wechselwirkungen – ob innerhalb von Organen, innerhalb der verschiedenen Ebenen im Körper oder mit der Welt, in der wir leben.

Ihre Meinung ist uns wichtig!

Uns interessiert Ihre Meinung zu diesem Buch sehr, und wir sind froh, wenn Sie uns Ihre Erfahrungen, Kritik und Lob über den Verlag mitteilen – am einfachsten per E-Mail unter vertrieb@mgo-fachverlage.de.

Die sieben hermetischen Gesetze

Die hermetischen Gesetze gehen auf Hermes Trismegistos zurück. Hermes ist wohl eine Mischfigur aus Thot, dem ägyptischen Gott der Gesetze und Gesetzmäßigkeiten, und dem griechischen Hermes. Die sieben universellen Gesetze gelten universal, also immer und überall. Sie zeugen von der exzellenten Beobachtung der Natur und gelten heute als Fundament der Esoterik.

1 Das Gesetz der Geistigkeit

Alles ist eins, eins ist alles.

Der Schöpfergeist in allem und jedem verbindet alles und jeden miteinander, denn letztlich ist alles aus einem.

2 Das Gesetz der Entsprechung

Wie oben, so unten, wie unten, so oben.

Was Großes bewegt, wie das Universum, Sonnensystem oder unsere Erde, bewegt auch das Kleine, also zum Beispiel unseren Körper, dessen Organe und Zellen.

3 Das Gesetz der Schwingung

Nichts ruht, alles bewegt sich, alles schwingt.

Alles ist voll Energie und immer in Bewegung: Steine, Luft, Bäume, Tiere, Menschen, Worte, Gedanken und vieles mehr.

4 Das Gesetz der Polarität

Gleich und ungleich sind eins, denn sie sind die Pole in einem Ganzen. Alles ist gegensätzlich und somit eins.

Erst ein zweiter Bezugspunkt macht einen Punkt zum Pol. Erst daraus entsteht die Polarität und erzeugt ein (Spannungs-)Feld voller Möglichkeiten.

5 Das Gesetz des Rhythmus

Alles fließt ein und aus; alles braucht und hat seine Zeit.

Die Zeit verläuft spiralförmig. Es steht nicht in unserer Macht, sie zu ändern. Wir können sie nur fließen lassen und versuchen, den Moment so gut wie möglich zu nutzen. Das Individuum kann annehmen und loslassen, sich einbringen und ausnehmen.

6 Das Gesetz von Ursache und Wirkung

Jede Ursache hat ihre Wirkung, jede Wirkung hat ihre Ursache. Alles geschieht gemäß dem Gesetz. Zufall ist nur ein Name für Unkenntnis des Gesetzes.

Die Ursache für die Wirkung von morgen und jedes zukünftigen Moments liegt im Jetzt, im heutigen Handeln und Denken. Was wir heute erfahren und erleben, wurzelt im Tun und Denken von gestern.

7 Das Gesetz des Geschlechtes

Alles besitzt ein Geschlecht; in allem finden wir das Maskuline und das Feminine.

Die Geschlechter bedingen und vervollkommnen (ergänzen) einander. Aus ihrer geliebten und gelebten Gemeinschaft entsteht die Schöpfungskraft. Erst die Geschlechtlichkeit ermöglicht Schöpfung. Schöpfung entsteht durch die Vereinigung des männlichen und weiblichen Prinzips.

Muster-Antworten zu den Selbsttestfragen

Kapitel 1

1. Die griechischen Inseln im ionischen Meer lagen auf einer stark genutzten Handelsroute zwischen weit entfernten Ländern. Da wurden neben Waren auch Wissen und Ansichten ein- und ausgefahren.
2. Krankheiten wurden als eine Strafe der Götter oder als das Werk von Dämonen angeschaut.
3. Hermes der dreifach Große. Das verdeutlicht den Bezug zur Götterwelt.

Kapitel 2

1. Wir nutzen Modelle,
    - um uns zu orientieren, Dinge zu verstehen und einordnen zu können, Abläufe festzuhalten und darzustellen, z. B. Herz-Kreislauf-Schema, Wetterkarten, Anfahrtspläne, Liniennetz der öffentlichen Verkehrsmittel einer Stadt
    - um Dinge oder Sachverhalte im Kleinen zu testen und zu erproben, z. B. Gebäudemodelle in der Architektur, Gebiss-Abdrucke beim Zahnarzt, Beta-Versionen von Computerprogrammen.

2. Zwei Mannschaften treffen aufeinander. Die Heimmannschaft nutzt ihre Vereinskabine. Der Gastmannschaft bleibt nur die duale Entscheidung, die zweite Mannschaftskabine zu wählen – oder sich ohne Kabine umzuziehen.

    Während des Spiels haben die Spieler im Rahmen ihrer jeweiligen Spielposition freie Platzwahl. So entstehen unzählige Möglichkeiten, wie sich 22 Spieler auf dem Feld postieren können. Diese Masse an Möglichkeiten symbolisiert die **Polarität**.

3. Das Polare; denn nur so kann sich eine Artenvielfalt entwickeln. Würde bei jeder Entwicklungsstufe ein Teil einfach abgeschnitten (Prinzip „entweder oder"), gäbe es nur einen Bruchteil der heutigen Vielfalt. Die Natur lässt sowohl die Ente als auch das Blesshuhn zu, auch wenn beide Wasservögel sind.

Kapitel 3

1 Trockenheit ist der Mangel von Feuchtigkeit, Kälte der Mangel von Wärme. Die Eigenschaften „trocken" und „kalt" sind keine eigenständigen Ur-Elemente, sondern nur Extremeigenschaften der zwei Ur-Elemente Feuer und Wasser.

2. Einteilung:

- Luft: Morgen bis früher Nachmittag. Die morgens taufeuchten Wiesen erwärmen sich und trocknen langsam. Der Morgen ist die „jüngste" Tageszeit und steht für die Sorglosigkeit.
- Feuer: Nachmittag und Abend. Jetzt ist die wärmende Kraft der Sonne auf der Erde am stärksten. Auch Fieber ist üblicherweise nachmittags am stärksten.
- Erde: Abend und frühe Nacht. Der Tag verliert seine Feuchte und Wärme, es wird trocken und kalt. Der Mensch zieht sich zum Schlaf zurück.
- Wasser: Nacht und Morgen. In der Ruhe der Nacht sammelt sich das Nährende wie der Tau auf den Blättern. Das Potential für einen neuen Tag ist jetzt am größten.

3. Skizze mit verschiedene Modelabels und Automobilherstellern:

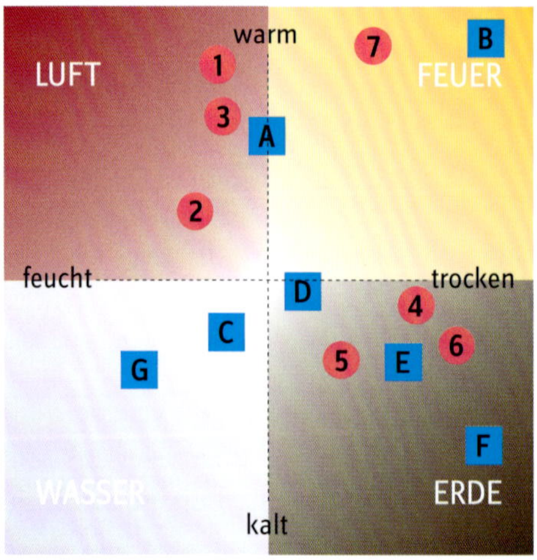

Abb. 11.1:
Lösungsvorschlag:

Modelabels:
1. Venice Beach, 2. Esprit, 3. H & M, 4. Lacoste, 5. Bogner, 6. Calida, 7. Lascana

Autohersteller:
A. Audi, B. Ferrari, C. Mercedes, D. Volkswagen, E. Volvo, F. Ford, G. Toyota.

Bei dieser Übung geht es darum, mit Modellen zu spielen und mit den Eigenschaften der Elemente vertraut zu werden. Die gleiche Übung ist mit anderen Gegenständen denkbar: Schokoladesorten, Blumen usw. Die Grafik ist ein möglicher Lösungsansatz; er basiert auf dem Imageempfinden der Autoren.

Kapitel 4

1. Herz: Sanguis. eingeborene Wärme: Calor innatus.

   Leber: Chole, eingeborenen Feuchte: Humidum innatus.

2. Alles besteht aus den vier Elementen, außer vielleicht das über allem stehende, ordnende Prinzip oder das fünfte Element.

   Bei Calor innatus und Humidum innatus handelt es sich um eine besonders reine Version der Ur-Elemente. Sie verbindet sich nicht mit den vier Elementen.
3. Das Gewebe braucht die richtige Nahrung (Mischung aus Phlegma und Chole) in Form von gutem Sanguis.

4. Sie kann Humores Wärme und Feuchte entziehen und vermag Prozesse damit negativ zu beeinflussen.

5. Alle vier Humores sind im Blut enthalten, den größten Anteil hat aber Sanguis.

Kapitel 5

1. Für die Produktion von gutem Sanguis sollten folgende Voraussetzungen gegeben sein:

   - gute, gesunde Nahrung
   - gut funktionierende Verdauungsorgane für die erste Kochung
   - ausreichender Spiritus (dazu mehr im Kapitel „Organisation und Steuerung in unserem Körper") für die Sanguis-Bildung in der zweiten Kochung
   - genügend Energie für alle Kochungsprozesse
   - ausreichend Melanchole, damit die Prozesse nicht gebremst werden.

2. Mögliche Symptome bei Störungen der ersten Kochung sind Blähungen, Völlegefühl und Unwohlsein. Später droht auch eine Mangelernährung, da Sanguis nicht mehr ideal gebildet werden kann. Die Folge: Störungen auch in den nächsten Kochungen und damit die Schwächung des ganzen Körpers.

3. Die fremde Natur ist dann übermächtig in unserem Körper und „übernimmt das Kommando". Je nach Art und Menge der fremden Natur ruft dies Abwehrsymptome wie Übelkeit und Erbrechen hervor. Ist die Vergiftung besonders stark, kann die Krankheit auch lebensbedrohlich sein.

4. Alle vier Humores sind im Blut enthalten. Sanguis macht den größten Anteil aus.

5. Eine Milzstauung ist auch im Magen erkennbar. Wird zu wenig sauer-scharfe Melanchole produziert, nehmen das Hungergefühl und die Verdauungsleistung ab. Deshalb folgen Völlegefühl und Blähungen. Physiologische Melanchole wird nicht mehr aus dem Gewebe abtransportiert und bremst dort zunächst die Aktion der abstoßenden, dann der ausstoßenden Kräfte. Dann drohen Wasseransammlungen im Gewebe. Wird diese Dyskrasie nicht behoben, schwächt dies allgemein den Organismus.
6. Physiologische Melanchole existiert im Gewebe. Diesem liefert sie Stabilität und Struktur und fördert die Grundspannung der Muskeln.
7. Die sauer-salzige Melanchole.

Kapitel 6

1. Ja. Für die Verdauung (erste Kochung) benötigen der Magen und alle Verdauungsorgane viel Energie. Beim Ruhen steht diese Energie zur Verfügung. Für die zweite Kochung hingegen braucht der Körper viel Spiritus. Diesen bekommt er am besten über die „Luftnahrung" des Spiritus externas – vielleicht ja bei tausend Schritten in der Natur.
2. Auf Musik reagiert vor allem die Anima mit dem größten Bezug zur Außenwelt, die Anima animalis.
   Dass es nicht die Anima rationalis sein kann, leitet sich von der Erkenntnis ab, dass auch Tiere für Musik empfänglich sind (zum Beispiel sollen Kühe mehr Milch geben, wenn sie klassische Musik hören) – und sie haben keine Anima rationalis.
   Eine kritische Bemerkung: Auch Pflanzen reagieren offensichtlich auf Musik, obwohl diese nicht über eine Anima animalis verfügen. Vielleicht müssen wir hinnehmen, dass auch das Modell der Animae – wie jedes Modell – nur ein vereinfachendes Abbild der Natur ist.
3. Die Anima animalis: Die Schilddrüse ist unser Verbindungsorgan zur Außenwelt, das versucht, unseren Körper und den Stoffwechsel an die Umwelteinflüsse anzupassen. Dazu wirkt die Schilddrüse beispielsweise auf den Grundumsatz, der ebenfalls in den Wirkbereich der Anima animalis fällt.
4. Sie bedient sich der Facultas der Anima animalis.
5. Sich einen Schnupfen „einfangen" – das impliziert eine Absicht. Man könnte es so übersetzen, dass die anziehende Kraft sich die Krankheit holt, die sie „braucht". Ist z. B. das Bindegewebe völlig verschlackt, erhitzt sich der Körper und beginnt eine

Abwehrreaktion (erhöhter Stoffwechsel, höhere Temperatur, vermehrte Ausscheidung). Bei der Abwehr des Erregers wird das Gewebe auch seine überflüssigen Schlacken los.

6. Die abstoßende und ausschaffende Kraft sind bereits geschwächt, die Dyskrasie ist also schon relativ weit fortgeschritten.

Kapitel 7

1. Laut Ingo Müller liegt die Milz nahe der Leber und der Niere. Wir stufen die Milz gegenüber der Leber und der Niere als feuchter ein, die Leber ist noch etwas wärmer als die Milz.

2. Es kann nicht direkt kühlend wirken, aber lindernd. Wenn eine Dyskrasie sehr cholerisch ist, kann ein leicht cholerisches Mittel am Anfang das richtige sein. Ein effektiv leicht oder gar deutlich phlegmatisches Mittel kann das System des Cholerikers mitunter überfordern. Die Faustregel dazu: Ein feiner Reiz belebt, ein starker Reiz blockiert.

Kapitel 8

1. Erwartbarer Verlauf von Fieber:

   - Sanguiniker: Das Fieber steigt schnell und intensiv an, es reguliert sich aber rasch.
   - Choleriker: Das Fieber steigt schnell und heftig an und bleibt länger erhöht, bis es vergeht.
   - Phlegmatiker: Das Fieber beginnt nur langsam und gemächlich ansteigend. Da es nicht sehr intensiv ausbricht, dauert es, bis es wieder vergeht.
   - Melancholiker: Das Fieber verläuft schleppend und ist nicht sehr hoch, dauert aber lange an. Wie allgemein im Gesundheitsbild des Melancholikers sind auch beim Fieber rezidivierende Verläufe typisch.

2. Die Aussage ist korrekt. Ein stark melancholisch geprägter Mensch verfügt über sehr wenig Energie und Substanzpotential. Eine stark sanguinische Therapie überfordert den Stoffwechsel, er kann das stark Nährende und Bewegende des Sanguis dann nicht verarbeiten. Es ist deshalb sinnvoll, den Patienten mit kleinen Dosen zur Eukrasie zu führen. Möglicherweise sogar, ohne anfangs überhaupt Sanguis-Mittel zu verwenden.

Kapitel 9

1. Weil aufsteigende schädliche Stoffe (Dämpfe = Melanchole) die Hirne reizen. Das führt zu einer Störung des ordnenden Systems und damit zu unerwarteten Symptomen.
2. Die Gebärmutter wurde entfernt, weil in ihr Säfte zurückbleiben, die vergären und Hysterie auslösen. Das Entfernen beseitigte in dieser Theorie auch den „Gärungsbottich" und damit die Ursache der Krankheit. Heute wenden Humoralmediziner stattdessen ausleitende und öffnende Heilmittel an.

Kapitel 10

1. Bitterstoff-Tees wie Wermut, Tausendgüldenkraut, Gelber Enzian etc. Sie räumen den Magen auf. Der bittere Geschmack regt reflektorisch über die Zunge die Sekretion der Verdauungssäfte an.
2. Solche Speisen locken die Körpersäfte an die Oberfläche – dadurch kommt es zum Schwitzen. Wir kennen diese Reaktion von scharfem Essen.

Glossar

Abdomen	Unterleib, Bauchregion
Adrenalin	körpereigenes Hormon, wird unter anderem im Nebennierenmark gebildet, sogenanntes Stresshormon
Amylase	Enzym der Bauchspeicheldrüse, das Kohlenhydrate spaltet
Anabolismus	Gesamtheit der aufbauenden Stoffwechselvorgänge
Anima	Bezeichnung der Seele im humoralen Modell
Anima animalis	tierische oder empfindende Seele, bei Mensch und Tier
Anima naturalis	natürliche oder vegetative Seele, bei Mensch, Tier und Pflanzen
Anima rationalis	vernünftige Seele, nur beim Menschen
Apoplexie	Schlaganfall, Hirnschlag
Arterien	Blutgefäße mit vom Herz wegleitender Strömungsrichtung
Atonie	Tonuslosigkeit, z. B. Fehlen der Muskelspannung
Attraktor	Anziehungskraft (dienende Kraft)
Autoimmunerkrankung	körpereigenes Gewebe wird durch das eigene Immunsystem angegriffen, spielt eine Rolle z. B. bei juvenilem Diabetes, Rheuma, HIV
Bauchhirn	Nervengeflecht im Bereich des Unterleibes, das mehr Nervenzellen besitzt als das Kopfhirn
Calor innatus	eingeborene Wärme, Sitz im Herzen
Chole	Gelbgalle, Prinzip im Körper, steht für die Eigenschaften warm und trocken
Chylus	Inhalt der Magen- und Darmlymphgefäße, Gemisch der resorbierten Nahrungsstoffe
Coction	kochende, umwandelnde Kraft, ermöglicht Stoffwechselprozesse
Contraria-Prinzip	Prinzip des Entgegengesetzten: Eine Dyskrasie wird ins Gegenteil hinein behandelt. Wenn z. B. ein phlegmatisches Problem vorliegt, wird mit cholerisch wirkenden Therapien behandelt.
Cor abdominale	das Bauchherz: Leber

Cor thoracale	das Brustherz: Herz
Dyskrasie	falsches, ungesundes Mischungsverhältnis der Säfte
Eklektiker, Eklektizismus	Menschen und Methoden, die sich verschiedener, entwickelter und abgeschlossener Systeme (z. B. Stile, Philosophien, Religionen) bedienen und deren Elemente neu zusammensetzen
Elimination	Ausscheidung
Empirie	aus dem Griechischen: Erfahrung, Erfahrungswissen
endogen	im Körper selber entstanden, nicht von außen zugeführt
endokrine Drüsen	geben ihre Sekrete in die Blutbahnen ab, z. B. Schilddrüse
Endorphine	sogenannte endogene Morphine, sprich körpereigene Morphine mit u. a. stark schmerzstillender Wirkung
Erde	Element, Prinzip mit der Qualität trocken und kalt
Erytheropoetin	heute bekannt unter dem Begriff „Epo" als Dopingsubstanz im Sport, ist ein Hormon, das in den Nieren gebildet wird und die Bildung von Erythrozyten stimuliert
Erythrozyten	rote Blutkörperchen
Eukrasie	gesundes, harmonisches Mischungsverhältnis der Säfte
exogen	außerhalb des Körpers entstanden, von außen zugeführt
exokrine Drüsen	geben ihre Sekrete an eine Haut- oder Schleimhaut- oberfläche ab, z. B. Schweißdrüsen
Expulsion	Ausstoßungskraft, schafft Überflüssiges aus dem Körper
Facultas	Kraft resp. Vermögen, aus den Animae hervorgehend
Facultas animalis	dient als Kraft resp. Vermögen der empfindenden Seele
Facultas atrahens	anziehende Kraft
Facultas augendi	Wachstumsvermögen
Facultas concoquens	kochende Kraft
Facultas conformatrix	Umformungskraft
Facultas conservatrix	Erinnerungs- und Bewahrungsvermögen

Facultas continens	festhaltende Kraft
Facultas discernendi	Unterscheidungsvermögen
Facultas expellens	ab- und ausstoßende Kraft
Facultas fingendi	Vorstellungsvermögen
Facultas immutatrix	Umwandlungsvermögen
Facultas naturalis	Dient als Kraft resp. Vermögen der vegetativen Seele
Facultas nutritio	Ernährungsvermögen
Facultas procreatio	Hervorbringungsvermögen
Facultas vitalis	dient als Kraft resp. Vermögen der empfindenden und natürlichen Seele
Feuer	Element, Prinzip mit der Qualität warm und trocken
Fluida	System der natürlichen Körperflüssigkeiten wie z. B. Blut, Schweiß, Tränen, Lymphe etc.
galenistisch	im Sinne der Lehre von Galen
Habitus	Körperbau
Häretiker	Person, die ein Bekenntnis religiösen und politischen Inhalts ablehnt und für wissenschaftliches, pragmatisches Denken steht
Humidus innatus/ primigenium	eingeborene Feuchte mit Sitz in der Leber
Humores	lat. Saft, die vier Humores Sanguis, Cole, Melanchole, Phlegma
Hypertrophie	Aufschwellung, Vergrößerung
Hystera	griech. Gebärmutter (in der Medizin i. d. R. lat. Uterus)
Infektion	Übertragung, Haftenbleiben und Eindringen von Mikroorganismen wie Viren, Bakterien, Pilzen in den Körper
Ingestion	Nahrungsaufnahme
initialisieren	anregen, einbringen

Inquisition	lat. die Untersuchung; besondere Institution der kath. Kirche zur Aufsuchung und Bestrafung der Häretiker, sog. Ketzern, Andersgläubigen und Hexen
Instinkt	Naturtrieb, Verhaltenstrieb
Insulin	Hormon, wird in der Bauchspeicheldrüse produziert, reguliert unter anderem den Blutzuckerspiegel
Intoxikation	Vergiftung durch endogene (Selbstvergiftung) oder exogene (Fremdvergiftung) Faktoren
Irritabilität	Fähigkeit, auf einen Reiz zu reagieren
Katabolismus	Gesamtheit der abbauenden Stoffwechselvorgänge
Klärstrom	Ausleitungen von belastenden Stoffen aus den Zellen und Geweben
Kochung	Verdauung, Verstoffwechslung
Kohlenhydrate	Einfach-, Mehrfach- und Vielfachzucker, z. B. Traubenzucker, Malzzucker, Weizenmehl
Kolik	schmerzhaftes Zusammenziehen eines Hohlorganes, krampfartige Leibschmerzen
Koma	schwerste Form einer Bewusstseinsstörung, der Patient kann auch durch stärkste Reize, wie zum Beispiel Schmerzreize, nicht geweckt werden
Kongestion	Stauung
Konstitution	lat. Zusammensetzung, Anordnung; bezeichnet die Gesamtheit der genetisch vermittelten und in der Entwicklung erworbenen, relativ überdauernden Eigenschaften eines Menschen
Krisis	Krise, medizinisch der Höhepunkt einer Krankheit
Luft	Element, Prinzip mit der Qualität feucht und warm
lymphatisches System	Teil des Immunsystems mit Lymphgefäßen, die auch den Flüssigkeitstransport in enger Beziehung mit dem Blutkreislauf regeln
manifestieren	sichtbar, erkennbar sein
Melanchole	Humor Schwarzgalle, Prinzip im Körper, steht für die Eigenschaften trocken und kalt

Myokard	muskuläre Wand des Herzens
Nährstrom	Versorgung der Zellen oder Gewebe mit aufbauenden und regenerierenden Stoffen
Neurose	Störung der Psyche, die nicht auf einer Erkrankung des Nervensystems beruht
Ödem	schmerzlose, nicht gerötete Schwellung infolge von Flüssigkeitsansammlungen in den Gewebespalten
Parasympathikus	Teil des vegetativen Nervensystems, das vor allem die inneren Funktionen erregt, z. B. Verdauung, Ausscheidung
pathologisch	krankhaft, krankmachend
peripher	am Rande liegend
Phlegma	Humor Schleim, Prinzip im Körper, steht für die Eigenschaften kalt und feucht
Physiognomie	Aussehen des Gesichts, individueller Ausdruck
physiologisch	der natürlichen Funktion entsprechend
Polarität	System mit zwei gegensätzlichen Polen und einem dazwischenliegenden Potentialfeld
Pragmatismus	griech. für eine Handlung oder ein Verhalten, das sich nach bekannten Gegebenheiten richtet
Protein	Eiweiß
Pulmo abdominale	lat. Bauchlunge, damit wird die Milz bezeichnet
Pulmo thoracale	lat. Brustlunge bzw. die Lunge
purgieren	ausleitendes Therapieverfahren, das die Ausscheidungen über den Magen-Darm-Trakt anregt, z. B. Abführmittel, Brechmittel
Reflux	Rückfluss, z. B. Rückfluss von Magensäure in die Speiseröhre
Regelkreis	Findet sich in Systemen, die einen Sollwert von irgendetwas aufweisen. Weicht der gemessene Istwert zu stark vom Sollwert ab, werden „Maßnahmen" ausgelöst, bis die Messwerte wieder dem Sollwert entsprechen.
Regeneration	Gewebe- und Strukturerneuerung
Rekonvaleszenz	Erholungszeit nach einer Krankheit

Reptilienhirn	Stammhirn, ist zuständig für einfache, körperliche Mechanismen wie Hunger und Durst und ist wesentlich für unsere Emotionen
Resistenz	Abstoßungskraft, hält Belastendes vom Körper fern
Retention	festhaltende Kraft, hält benötigte Substanzen im Gewebe fest, bis sie verstoffwechselt sind
rigide	steif, starr
Roborantien	Kräftigungsmittel mit lang anhaltender Wirkung, denn sie fördern Regeneration und Aufbau
Sanguis	Humor Blut (aber nicht das physiologische), Prinzip im Körper, steht für die Eigenschaften feucht und warm
Schamanismus	altes Heilsystem beruhend auf dem Erfahrungsschatz vieler Generationen, die Heilkräfte der Natur wahrzunehmen
Sekret	Ausscheidung, Absonderung einer Drüse, z. B. Speichel
Sensibilität	Fähigkeit zur Wahrnehmung von Reizen
Sensus communis	Gemeinsinn oder „gemeinsamer Sinn" mit Sitz im Hirn. Sammelt Eindrücke der fünf äußeren Sinne und aus dem Vegetativum (Unterbewusstsein)
spastisch	krampfartig
Spiritus	lat. Atem; Synonym für Geist
Spiritus animalis	„Seelengeist", hat Funktionen wie Hirn- und Nervenfunktionen, Sinneswahrnehmungen, Erinnerungsfähigkeit etc.
Spiritus influens	von außen einfließender Geist, die „Luftnahrung"
Spiritus interna	körpereigener Geist
Spiritus naturalis	„Stoffgeist", hat Funktionen wie Wachstum, Reifung, Regeneration, Fortpflanzung usw.
Spiritus vitalis	„Luftgeist", hat Funktionen wie Bewegung, Rhythmik, Atmung, Herzschlag usw.
Spleen	engl. Milz; leicht exzentrische Angewohnheit, die humoralmedizinisch auf eine Fehlfunktion der Milz zurückgeht
Stresshormon	Hormon, das im Körper vor allem den Sympathikus aktiviert und dadurch Reaktionen wie Flucht oder Angriff anregt

Sympathikus	Teil des vegetativen Nervensystems, das vor allem Aktivitäten des Körpers erregt, z. B. Reaktion auf Stress
Symptom	Krankheitszeichen
TCM	Traditionelle Chinesische Medizin
Teint	Gesichtsfarbe
Temperament	Verhältnis der angeborenen Säftemischung im Körper
Thorax	Brustkorb
Thymusdrüse	Brustdrüse, liegt hinter dem Brustbein, wird zum lymphatischen System gezählt, hat wichtige Funktion im Abwehrsystem
Tinnitus	Ohrgeräusch, Ohrengeklingel
Tonikum	Kräftigungsmittel mit kurzfristiger Wirkung, das die bestehenden Energiereserven mobilisiert
Tonsillen	Rachenmandeln
Tonus	Grundspannung, z. B. der Muskulatur
toxischer Faktor	Faktor, der zu einer Vergiftung führt
Ur-Feuer	bewegendes Prinzip, Ur-Energie
Ur-Wasser	nährendes Prinzip, Ur-Materie
Vegetativum	vegetatives oder autonomes Nervensystem, vermittelt dem Menschen nicht willkürlich steuerbare Regulationsvorgänge wie Verdauung, Herztätigkeit Drüsentätigkeit etc.
Vene	Blutgefäß mit dem Herz zugewandter Strömungsrichtung
Ventrikel	Kammer, Hohlraum, besonders von Organen; bauchartige Verdickung, Ausstülpung eines Organs oder Körperteils
Vis mediatrix naturae	natürliche Selbstheilungskraft
Vis vitalis	Lebenskraft
Viskosität	Flüssigkeitsgrad (Maß) einer Flüssigkeit
Wasser	Element, Prinzip mit der Qualität kalt und feucht

Literatur

Quellennachweis

Unsere Ausführungen stützen sich zum Großteil auf Aussagen im Unterricht von Arnold Mayer, dem Skript von Dietrich Kümmerlen und Inhalten des Buches „Humoralmedizin" von Ingo Wilhelm Müller.

- Arnold Mayer: Humoralmedizin. Skript, Paramed Bildungszentrum, Baar 2007.
- Ingo Wilhelm Müller: Humoralmedizin. Karl F. Haug Verlag, Heidelberg 1993.

Literaturtipps zur Humoralmedizin

- Dr. Jürg Hess: Bio-Kybernetik. Skript, Paramed Bildungszentrum, Baar.
- Erwin H. Ackerknecht, Axel H. Murken: Geschichte der Medizin, Ferdinand Enke Verlag.
- Olaf Rippe, Margret Madejsky et al: Die Kräuterkunde des Paracelsus: Therapie mit Heilpflanzen nach abendländischer Tradition, AT Verlag.
- Roy Porter: Die Kunst des Heilens, Spektrum Akademie Verlag.

Bildnachweis

Zeichnungen

Vorlagen von Patrick Seiz und Thomas Moser, Umsetzung durch Prinz 5 GmbH

Fotos

S. 14 CC BY-SA 3.0
S. 15 FJ-de [Public Domain]
S. 20 D. Stolcius von Stolcenbeerg: Viridarium chymicum [Public Domain]
S. 21 Quentin Massys [Public Domain]
S. 36 Giorgio Clementi – Fotolia
S. 37 night_cat – Fotolia
S. 38 mirpic – Fotolia
S. 39 TinPong – Fotolia
S. 89 Jacques-Louis David [Public domain]
S. 92 British Government [Public domain]
S. 96 White House Press Office [Public domain]
S. 101 Vincent van Gogh [Public domain]

Kapitelöffner

Kap. 1 iStockphoto.com/JuergenBosse
Kap. 2 Fotolia.com/Cheyenne
Kap. 3 iStockphoto/LICreate
Kap. 4 Fotolia. com/Liane Remmler
Kap. 5 Photocase.com/ts-grafik.de
Kap. 6 iStockphoto.com/atiatiati
Kap. 7 iStockphoto.com/lenzjona
Kap. 8 iStockphoto.com/elgol
Kap. 9 Photocase.com/CiLLicht
Kap. 10 iStockphoto/timosbornephoto
Anhang iStockphoto.com/LordRunar

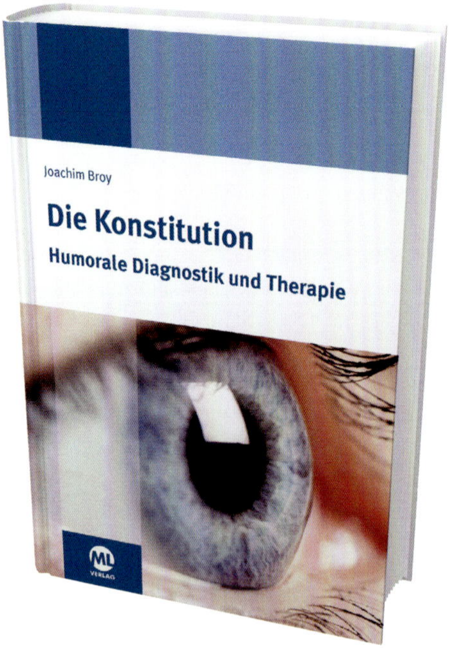
Joachim Broy
Die Konstitution
Humorale Diagnostik und Therapie
ML
VERLAG

Die vier Elemente

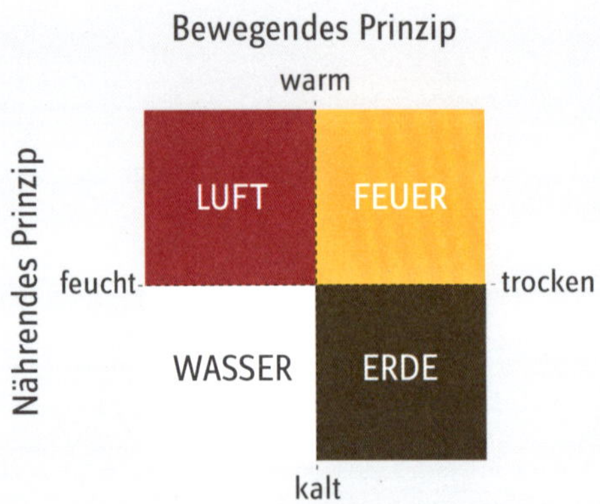

Die Humores-Kochungen

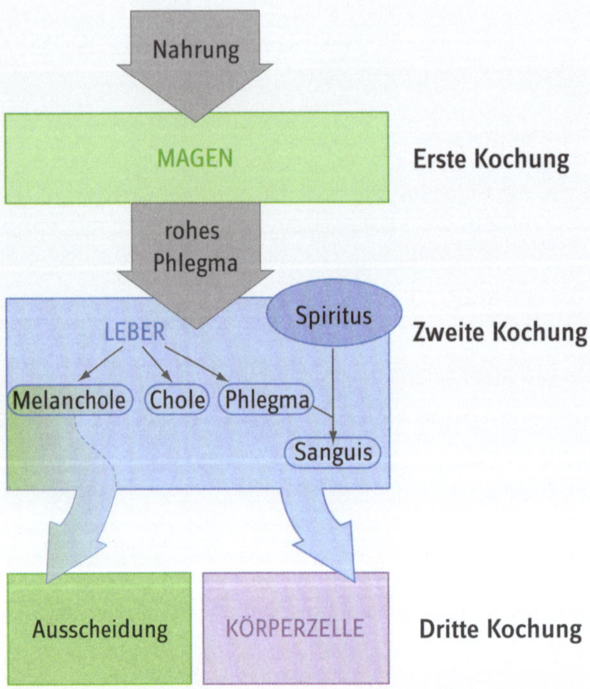